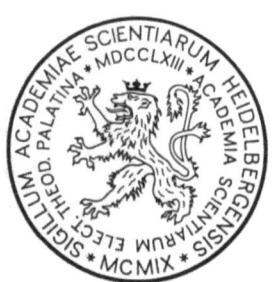

Sitzungsberichte der Heidelberger Akademie der Wissenschaften
Mathematisch-naturwissenschaftliche Klasse
Jahrgang 1984, 4. Abhandlung

Jürgen Peiffer

Zur Neuropathologie der Nebenwirkungen nervenärztlicher Therapie

Mit 17 Abbildungen und 5 Tabellen

Vorgetragen in der Sitzung vom 30. Juni 1984

Springer-Verlag Berlin Heidelberg GmbH 1984

Professor Dr. Jürgen Peiffer
Institut für Hirnforschung
der Universität Tübingen
Calwerstraße 3
7400 Tübingen

ISBN 978-3-540-13988-1   ISBN 978-3-662-10999-1 (eBook)
DOI 10.1007/978-3-662-10999-1

Das Werk ist urheberrechtlich geschützt. Die dadurch begründeten Rechte, insbesondere die der Übersetzung, des Nachdruckes, der Entnahme von Abbildungen, der Funksendung, der Wiedergabe auf photomechanischem oder ähnlichem Wege und der Speicherung in Datenverarbeitungsanlagen bleiben, auch bei nur auszugsweiser Verwertung, vorbehalten.
Die Vergütungsansprüche des § 54, Abs. 2 UrhG werden durch die „Verwertungsgesellschaft Wort", München, wahrgenommen.

© Springer-Verlag Berlin Heidelberg 1984
Ursprünglich erschienen bei Springer-Verlag Berlin Heidelberg New York Tokyo 1984

Die Wiedergabe von Gebrauchsnamen, Warenbezeichnungen usw. in diesem Werk berechtigt auch ohne besondere Kennzeichnung nicht zu der Annahme, daß solche Namen im Sinne der Warenzeichen- und Markenschutz-Gesetzgebung als frei zu betrachten wären und daher von jedermann benutzt werden dürften.
Satz: K+V Fotosatz GmbH, Beerfelden

Gewidmet
Herrn Professor Dr. Dr. h. c. W. Doerr
anläßlich seines
70. Geburtstages

Zur Neuropathologie der Nebenwirkungen nervenärztlicher Therapie

Die Kenntnis möglicher Risiken der Therapie und deren Abschätzung im Einzelfall ist ein wesentlicher Teil medizinischen Wissens und ärztlicher Kunst. Jede unserer Maßnahmen bewirkt neben der beabsichtigten Befundbesserung oder Krankheitsheilung auch Zustandsänderungen in unserem Organismus, die wir lieber vermeiden würden. Das Spektrum reicht dabei von einer kleinen, aber kosmetisch störenden Narbe bis zu quälenden Funktionsstörungen z. B. der peripheren Nerven.

Die Problematik der Nebenwirkungen ärztlichen Handelns ist aktueller denn je. Allein bei der medikamentösen Behandlung bösartiger Geschwülste haben wir inzwischen wirkungsvolle Mittel in der Hand, bei denen mit der beabsichtigten Wirkung auf die Krebszelle notwendigerweise auch Wirkungen auf andere sich rasch teilende Zellen – wie in der Darmschleimhaut – oder auch tiefgreifende Störungen unserer Immunabwehr gekoppelt sind.

Der Patient wird im allgemeinen die zugrundeliegenden pathophysiologischen Abläufe nicht durchschauen können, selbst wenn er optimal aufgeklärt wird. Wir Ärzte nehmen die Abwägung der Risiken und des individuell zumutbaren Maßes des zu erduldenden Leidens für unsere Patienten auf uns. Auch der Arzt kennt allerdings die Zusammenhänge von Wirkung und Nebenwirkung vielfach nur unzureichend. Bei den unerwünschten Nebenwirkungen ist er zudem auf Empirie angewiesen.

Bei der Abwägung des Zumutbaren ist der einzelne Arzt, insbesondere der jüngere Krankenhausarzt, nicht unbeeinflußt von den jeweils gerade gängigen Auffassungen über die zu erwartende Therapiewirkung und von der Auffassung des Klinikdirektors oder anderer erfahrener Ärzte.

Ich erinnere mich noch gut meiner inneren Abwehr als junger Assistent, als ich bei psychotischen Patienten therapeutische Elektrokrämpfe auslösen mußte, die seinerzeit unter anderen Vorstellungen über Wirksamkeit und mögliche Nebenwirkungen wesentlich großzügiger und noch ohne Muskelrelaxation und Narkose verabreicht wurden bei auch im Vergleich zu heute wesentlich weiterer Indikationsstellung. Ich hatte kurz danach die Gelegenheit, mir aufgrund neurophysiologischer und neuropathologischer Untersuchungen selbst ein Bild über die auftretenden Hirngewebsschädigungen machen zu können (PEIFFER 1963). So konnte ich damals dazu beitragen, die Indikationsstellung der Schockbehandlung einzuengen und die Verabreichungsform zu ändern.

Wenn ich hier heute über Nebenwirkungen spreche, denke ich zwar immer noch an die klinisch erlebbaren Nebenwirkungen, stütze mich aber auf meine Erfahrungen als Neuropathologe, der vom morphologischen Befund ausgeht. Als

Morphologe habe ich es dabei leichter als der Kliniker, weil ich nicht mit der unmittelbaren Verantwortung bei der Abwägung erwünschter Wirkungen und unerwünschter Nebenwirkungen befaßt bin. Der Morphologe muß dafür in der Bewertung seiner Befunde um so kritischer sein, da der Kliniker ja in seiner abwägenden Beurteilung von ihnen ausgehen muß. Der Morphologe ist verpflichtet, Befunde, die er mit guten Gründen einer bestimmten Therapieform zuschreiben zu müssen glaubt, seinen klinischen Kollegen in geeigneter Form zur Kenntnis zu bringen. Hierbei sollte er aber ein Wort beherzigen, das unser Kollege DOERR 1957 wie folgt formuliert hatte.

„Wenn sich der Pathologe über gewebliche Veränderungen durch Arzneimittel äußern soll, so kann er dies nur mit besonderer Zurückhaltung tun. Und zwar einmal, weil er naturgemäß eine „negative Auslese" treibt; zum anderen, weil er gewöhnlich nur über eine begrenzte Auswahl bestimmter Beobachtungen verfügt."

Dies gilt auch für den Neuropathologen und meinen eigenen heutigen Bericht, der sich auf den nervenärztlichen, weitgehend sogar den psychiatrischen Bereich beschränkt und sich dabei auch mit den Krankheitsbildern der endogenen Psychosen, insbesondere mit den Schizophrenien befassen wird, für die allerdings ein klares morphologisches Substrat noch gar nicht zweifelsfrei anerkannt ist. Hierbei nun Therapiewirkung und -nebenwirkung von krankheitseigenen Normabweichungen abzugrenzen, ist besonders schwierig, zumal, wenn man sich unserer grundsätzlichen methodischen Beschränkungen bewußt bleibt:

Nicht nur auf Medikamente, sondern auch auf Kreislaufstörungen, auf mechanische oder physikalisch gesetzte Einflüsse kann das Gewebe des Zentralnervensystems nur mit vergleichsweise wenigen morphologischen Mustern reagieren. Ein gleiches oder zumindest sehr ähnliches Reaktionsmuster kann also durch recht unterschiedliche pathogenetische Bedingungen verursacht sein. Eine weitere methodische Einschränkung liegt darin, daß wir bei morphologischen Untersuchungen am Zentralnervensystem des Menschen in der Regel auf lichtmikroskopische Dimensionen der Gewebsveränderungen beschränkt sind. Nur in ganz seltenen Ausnahmefällen können wir an bioptisch entnommenem Gewebe auch elektronenmikroskopische Untersuchungen zur Klärung ultrastruktureller Veränderungen heranziehen, sieht man von Biopsien an peripheren Nerven oder an der Skelettmuskulatur ab, an denen sich manchmal zentralnervöse Veränderungen spiegeln. Gewebsuntersuchungen an Autopsien sind in der Regel mit der Formalinfixierung verbunden, die für die Elektronenmikroskopie keine geeignete Fixierungsmethode darstellt. Zwar erlaubt uns das Tierexperiment bei der Überprüfung von Nebenwirkungen die Reduzierung der pathogenetischen Faktoren auf eine oder wenige Variable. Es ist wegen dieser Reduktion biometrisch besonders aussagekräftig, aber eben doch nur für die jeweilige, letztlich unphysiologische und auf eine bestimmte Tierspezies beschränkte Versuchsanordnung.

Beim Menschen aber haben wir mit einer kaum überschaubaren *Fülle pathogenetischer Faktoren* zu rechnen, unter denen exemplarisch nur die individuelle genetische Mitgift, die Ernährungsgewohnheiten oder auch die aktuelle psychische Verfassung, frühere Auseinandersetzungen mit Infektionen oder die Gewohnheiten der Medikamenteneinnahme herausgegriffen werden sollen. Dem Pathologen fehlen viele dieser Angaben, die auch der behandelnde Arzt nicht ohne Mühe in Erfahrung bringen muß. Der Pathologe ist mit Ausnahme der wenigen groß angelegten prospektiven Therapiestudien auf retrospektive Untersuchungen angewiesen. Wie kann er trotzdem zu Schlußfolgerungen über mögliche unerwünschte Nebenwirkungen kommen?

Voraussetzung ist selbstverständlich die Kenntnis des jeweils altersüblichen Gewebsbildes und der Grundmuster bestimmter Krankheiten sowie ihrer Varianten. Bei älteren Patienten taucht hierbei bereits das Problem der *Polypathie* auf, d. h. die Erfahrung, daß bei über 65jährigen in einem höheren Prozentsatz mit mehreren, sich z. T. gegenseitig beeinflussenden Krankheitsbildern gerechnet werden muß, so z. B. mit Diabetes und Atherosklerose (OBERWITTLER 1975). Zu den Erfahrungen, von denen der Pathologe auszugehen hat, gehört dabei auch die Kenntnis des *Gestaltwandels* bestimmter Krankheiten über Jahre hinweg (DOERR et al. 1957).

Will man sich über Nebenwirkungen äußern, so bedarf dies also vorheriger Informationen über folgende Fragen:

- Was war das Grundleiden?
- Welche zusätzlichen Einflüsse modifizierten das Grundleiden (Alkohol? Gefäßkrankheiten? Schockgeschehen?)?
- Was konnte die Pharmakawirkung beeinflussen
  - durch das Verhalten des Patienten (Compliance? Suizidabsichten?)?
  - seitens des Organismus (Medikamenten-Interaktionen? Genetische Metabolisierungsstörung? Reaktionswandel bei chronischer Medikation?)?

Die letzte Frage führt uns zu den vielfach ganz unterschiedlichen Reaktionen des Organismus auf einmalige oder kurzdauernde Medikationen und auf Reaktionen nach Langzeitmedikation. Die Nebenwirkungen können hierbei systemabhängig an dem beabsichtigten Zielort auftreten oder auch systemunabhängig an anderen Organen.

Kommen wir nun zu praktischen Beispielen:

Eines der wirkungsvollsten und daher weit verbreiteten Medikamente zur Verhinderung und Unterdrückung epileptischer Krampfanfälle ist das *Diphenylhydantoin,* kurz DPH. Es muß gewöhnlich über viele Jahre gegeben werden. Zu seiner kunstgemäßen Verabreichung gehört eine regelmäßige Kontrolle der Blutspiegel, die das Medikament erreicht. Solche langfristigen Verabreichungen stellen ein Problem für den Patienten wie für den Arzt dar, weil die Notwendigkeit der Verabreichung vom Patienten nicht immer verstanden wird und weil die Untersuchung der Blutspiegel wiederum vom Arzt im Laufe der Zeit manchmal vernachlässigt wird. DPH hemmt die Ausbreitung epileptischer Erregungen und fördert die Wirkung der Gammaaminobuttersäure, kurz GABA. GABA wirkt an den Synapsen, also an dem Übertragungsort der Erregung von einer Nervenzelle auf die andere, postsynaptisch hemmend, wobei Chloridionen bedeutungsvoll sind. DPH steigert die Chloridleitfähigkeit (DEISS u. LUX 1977, AICKIN er al. 1981). Unter DPH-Dauermedikation kann es zu Zahnfleischwucherungen, zu Knochenumbauvorgängen, bei Schwangeren auch zu Keimschädigungen (MAJEWSKI u. a. 1980) kommen, vor allem aber können Krankheitssymptome von seiten des Kleinhirns auftreten. Es herrscht Einigkeit darüber, daß es bei akuten Überdosierungen zum Auftreten schwerer Ataxien, also zu Gang- oder Standunsicherheiten und zu Störungen der Modulation unserer Bewegungen kommen kann. Solche toxischen Symptome können auftreten, wenn die erwünschten Blutspiegelwerte überschritten werden.

Tierexperimentell konnten VOLK, KIRCHGÄSSNER und WIESTLER (1984) zeigen, daß es sich hierbei um spezifische Vulnerabilitäten der Purkinje- und Körnerzellen handelt. DPH führt hier zu Proliferationen des glatten endoplasmatischen Retikulums. Die Störung der Proteinsynthese wirkt sich aus in einer Vermehrung filamentärer und tubulärer Strukturen mit dystrophischen Veränderungen in nukleodistalen Abschnitten des Axons. Hier kommt es dann zu lokalen Schwellungen, bevorzugt präsynaptisch. Eine entsprechende Störung der Proteinsynthese war schon 1976 von JONES und WOODBURY festgestellt worden.

Fall 1

Als *Beispiel für eine DPH-Überdosierung* sei der Fall eines 32jährigen Mannes vorgestellt, der als wahrscheinliche Folge einer frühkindlichen Hirnschädigung seit neun Jahren an einer Epilepsie mit großen generalisierten Anfällen gelitten hatte. Vier Jahre vor seinem Tod war es im Zusammenhang mit einer DPH-Überdosierung, die zu einem Serumspiegel von 52,6 µg/ml (Norm: 20 – 45 µg/ml) geführt hatte, zu Erbrechen und einem schweren ataktischen Syndrom mit Falltendenz und breitbeinig-stampfendem Gang gekommen. Der Vergleich zwischen einer normalen Kleinhirnrinde und dem Kleinhirnrindenbefund bei diesem Patienten zeigt eine deutliche Lichtung des Körnerzellbestandes, eine starke Minderung des Bestandes an Purkinjezellen und eine reaktive Vermehrung von Gliazellen innerhalb der Molekularschicht der Kleinhirnrinde (Abb. 1). Solche Kleinhirnrindenatrophien folgen einem charakteristischen Verteilungsmuster: Während eine auf die vorderen Anteile des Kleinhirnwurms beschränkte Atrophie für den chronischen Alkoholismus charakteristisch ist, bei dem ja ebenfalls ataktische Symptome auftreten können, ist bei der DPH-Intoxikation vorwiegend der Hinterwurm beteiligt (ANDO und MIZUSHIMA 1980).

Gibt es keinen Zweifel an der toxischen Wirkung einer akuten DPH-Überdosierung, so gehen die Meinungen auseinander über die Frage, ob die chro-

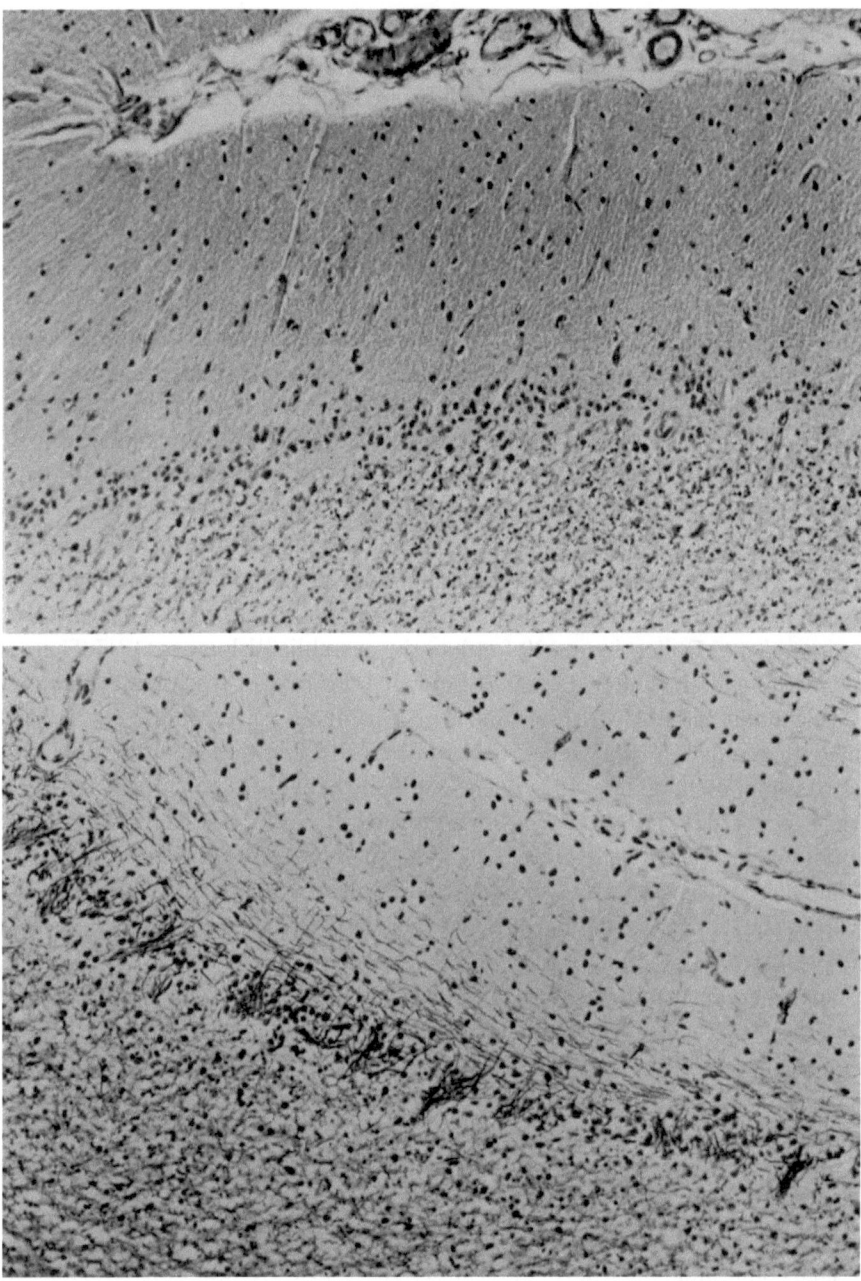

Abb. 1. Zustand nach längere Zeit zurückliegender Diphenylhydantoin-Intoxikation. *Oben:* Ausfall der Purkinjezellen mit reaktiver Wucherung der Bergmann-Gliazellen. Weitgehender Ausfall der Körnerzellen. *Unten:* Sogenannte leere Körbe um die untergegangenen Purkinjezellen (Bodian-Präparation)

nische DPH-Gabe bei noch normalen Blutspiegeln ebenfalls zu Nebenwirkungen führen kann (VALLARTA et al. 1974). Dabei ist zu beobachten, daß häufigere Krampfanfälle, also schwerere Epilepsieformen auch höhere DPH-Dosen erfordern, häufig auch zusätzlich noch andere Antikonvulsiva, so daß Medikamenteninteraktionen auch im Hinblick auf Nebenwirkungen nicht ausgeschlossen werden können. Häufige Anfälle führen nun – auch ohne Therapie – ihrerseits zu Schädigungen der Purkinjezellen, so daß Schwierigkeiten auftreten können, zu entscheiden, ob der Verlust an Purkinjezellen und Körnerzellen wirklich Medikamentenfolge oder unmittelbare Folge der Krampfanfälle ist. Andersartige Vorschädigungen der Kleinhirnrinde, höheres Lebensalter, Kombination mit anderen Pharmaka können bei Langzeit-DPH-Behandlung das Auftreten von Nebenwirkungen auch bei therapeutischen Dosen fördern (LESNY u. VOYTA 1955, DREYER 1959, AHMAD et al. 1975, AMBROSETTO et al. 1977). Nach Untersuchungen von DAM (1982) ist aber für das Auftreten von Purkinjezellschäden die Anfallsfrequenz wesentlicher als die DPH-Gabe. IIVAINEN et al. (1977) sahen andererseits positive Korrelationen zwischen DPH-Spiegelhöhe und dem Ausmaß von Hirnschäden. Wie schwierig aber die Beurteilung der Wirkung eines einzelnen Pharmakons ist, zeigt eine eigene Untersuchung, bei der wir unter 321 Patienten mit einer grand-mal-Epilepsie nur 20 fanden, die ausschließlich einer DPH-Therapie unterworfen waren. Unter diesen 20 fand sich der bereits geschilderte Fall einer DPH-Schädigung bei Überdosierung. Darüber hinaus waren 4 Fälle mit frischen Schädigungen der Purkinjezellen nachweisbar, die aber den Charakter einer frischen Ischämieschädigung aufwiesen. Vergleicht man drei Gruppen, bei denen jeweils bevorzugt DPH, Barbitursäurepräparate oder Benzodiazepin-, also Valium-Gaben verabreicht worden waren, so zeigt sich auch hier, daß in der Diphenylhydantoin-Gruppe mit 34% keineswegs mehr Purkinjezellschäden zu erwarten sind als bei Phenobarbital (42%) oder Benzodiazepin (41%) (ANSTÄTT und PEIFFER 1983).

Solche Vergleichsuntersuchungen haben aber auf den einzelnen Patienten bezogen nur begrenzten Wert, zumal es eindeutige klinische Einzelbeobachtungen von Patienten gibt, die bei sicher normalen DPH-Dosen klinische Intoxikationszeichen in Verbindung mit überhöhten Blut-DPH-Spiegeln boten. In solchen Fällen werden genetisch bedingte Metabolisierungsstörungen angenommen, – ein Phänomen, das uns auch bei anderen Unverträglichkeitszeichen begegnen wird (FEUERSTEIN et al. 1983).

Wir kommen damit zu *Problemen der Psychosenbehandlung:*
Die Diazepine sind eine Pharmakagruppe, die zu den Tranquilizern gezählt wird, also bei abnormen psychischen Zuständen Anwendung findet. Ein Vergleich der Tranquilizer mit der großen Gruppe der *Neuroleptika,* mit deren Nebenwirkungen wir uns jetzt befassen wollen, zeigt, daß die Neuroleptika keine antikonvulsive Wirkung besitzen, die Tranquilizer andererseits keine ausgesprochen antipsychotische Wirkung (Tabelle 1). Die Neuroleptika haben eine ausgeprägte Hemmwirkung auf die motorische Aktivität neben der antipsychotischen Wirkung.

Tabelle 1. Hauptsächliche Wirkungsprinzipien der Neuroleptika und der Tranquilizer

	Neuroleptica	Tranquilizer
Antikonvulsive Wirkung	⌀	+
Antipsychot. Wirkung	++	⌀
Hemmung motor. Aktivität	+++	+

nach Pöldinger 1982

Typisch für diese Hemmwirkung auf die motorische Aktivität ist das während der Behandlung mit Neuroleptika auftretende *Parkinsonismussyndrom*. Wie bei der eigentlichen Parkinsonschen Krankheit sind die normalen Mitbewegungen der Arme beim Gehen eingeschränkt, die Körperhaltung ist gebunden, der Patient hält sich eher gebeugt; sein Muskeltonus ist erhöht. Manche Autoren halten die Kombination der antipsychotischen Wirkung mit diesem Parkinsonismussyndrom für eine Voraussetzung des Behandlungserfolges, so daß wir bei diesen Symptomen nicht eigentlich von unerwünschten Nebenwirkungen sprechen dürften (DENIKER 1960).

Bei der Parkinsonschen Krankheit haben wir klare Vorstellungen über die Lokalisation der Schädigung und über den pathogenetischen Mechanismus. Er besteht in einer Verminderung der dopaminergen Nervenzellen der Substantia nigra. Die Folge ist eine Inaktivierung dopaminerger Zielzellen im Putamen und im Nucleus caudatus. Die Substantia nigra liegt am Übergang von Zwischen- zu Mittelhirn an der Hirnbasis. Ihre dopaminergen Verbindungen zum Striatum sind Teil eines unsere Feinmotorik modulierenden Systems von Neuronenkreisen, in die auch Pallidum, Thalamus und Großhirnrinde, ebenso das Kleinhirn mit seinen Kerngebieten eingeschaltet sind.

Dopamin ist ein *Neurotransmitter* in ähnlicher Weise wie die Gammaaminobuttersäure, die ich bereits bei der Behandlung der antikonvulsiven DPH-Wirkung als Beispiel eines hemmend wirkenden Transmitters genannt hatte.

Wenn Neuroleptika zu einem Parkinsonismussyndrom führen, liegt es nahe, ihre antipsychotische Wirkung auch in Verbindung mit dem Neurotransmitter Dopamin zu bringen. In der Tat dient zur *Erklärung* des Krankheitsbildes *der Schizophrenie* in erster Linie die *Dopaminhypothese,* die davon ausgeht, daß die dopaminerge Aktivität stark gesteigert ist. Daneben gibt es allerdings auch noch Hypothesen über analoge Störungen im Serotonin-, GABA-, Noradrenalin- oder Endorphinmetabolismus (KAIYA 1980, KOSTOWSKI 1981, RIEDERER und JELLINGER 1982). Die letztgenannte Hypothese ist inzwischen wieder weitgehend verlassen (NABER 1983).

Bei der Neuroleptikabehandlung gibt es nun allerdings neben dem in einem hohen Prozentsatz auftretenden Parkinsonismussyndrom auch noch anderweitige Nebenwirkungen im motorischen System, die sich in Hyperkinesen äußern, wie

Tabelle 2. Schematische Darstellung einer Synapse mit Bildung der Neurotransmitter in den Kompartementen A, B und C, mit Durchtritt der Transmittersubstanz durch den präsynaptischen Spalt und deren Aufnahme in postsynaptischen Rezeptor der nachfolgenden Nervenzelle. Alle Stoffwechselschritte sind enzymatisch beeinflußt (schematisch durch nasentragende Kreise dargestellt). Ein Teil der Transmittersubstanz wird noch im synaptischen Spalt abgebaut, ein weiterer Teil — ebenfalls unter enzymatischer Kontrolle — präsynaptisch rückresorbiert

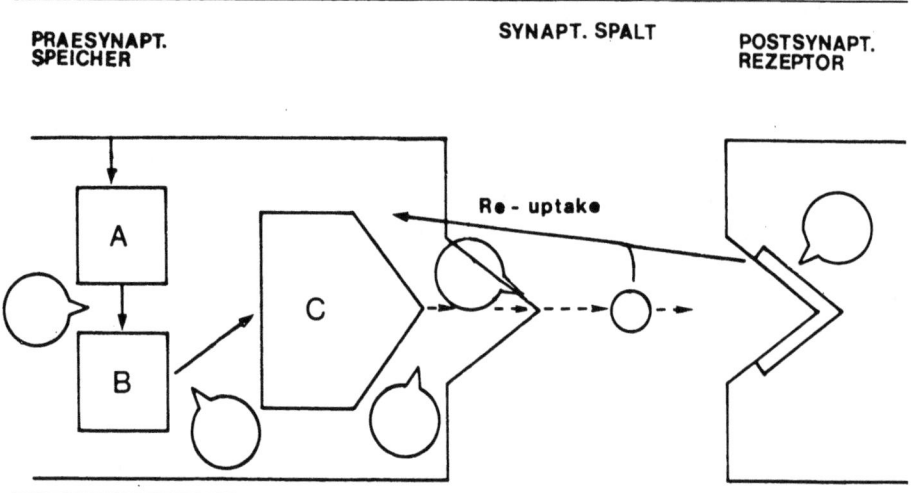

sie in ähnlicher Weise bei einem anderen degenerativen Leiden, der Chorea Huntington, vorkommen, nämlich choreiforme Zuckungen von Muskeln und Muskelgruppen oder zwanghafte Muskelverkrampfungen im Mund-, Gesichts- und Halsbereich. Bei der Chorea Huntington führen wir diese Symptome auf einen Untergang von Nervenzellen im Striatum zurück, wo normalerweise — vereinfacht gesagt — ein Gleichgewichtszustand zwischen dopaminergen und cholinergen Neuronen besteht. Dieses Gleichgewicht wird beim Parkinsonsyndrom zu Gunsten der cholinergen Einflüsse gestört, bei der Chorea Huntington zu Gunsten der dopaminergen Einflüsse (BALDESSARINI u. TARSY 1979, BRÜCHER 1983). Wie ist es nun zu verstehen, daß Neuroleptika einerseits parkinsonistische Symptome erzeugen, daß andererseits als unerwünschte Nebenwirkungen auch Hyperkinesen choreiformer Art auftreten können?

Ein Verständnis für Wirkung und Nebenwirkung der Neuroleptika kann nur vermittelt werden, wenn auf die Vorgänge an den Synapsen kurz eingegangen wird. *Synapsen* bilden den funktionell wichtigen Übergang zwischen zwei systematisch hintereinander geschalteten Neuronen. Die Erregungsübertragung erfolgt chemisch mit Hilfe einer Neurotransmittersubstanz. Meist entsteht sie aus Aminosäuren und deren Metaboliten, schematisch dargestellt durch die Bezeichnungen A, B und C (Tabelle 2). Jeder Schritt zwischen diesen Vorstufen ist enzymatisch gesteuert, ebenso die Erhaltung der Zellmembran und — auf der postsynaptischen Rezeptorseite der nachgeordneten Nervenzelle — die Rezeptorenfunktion. Die Transmitter müssen den Synapsenspalt zwischen beiden Nervenzellen überbrücken, wobei ein Teil der Transmitter bereits wieder in die abgebende Zelle zurückresorbiert, ein anderer Teil als Metabolit im Interzellulärraum abgebaut und nur der am Rezeptor aufgenommene Teil wirksam wird. Dieses Prinzip gilt nicht nur für die dopaminergen Synapsen, sondern auch für die adrenergen, serotoninergen und andere Synapsen.

Es gibt nun aber bei den dopaminergen Synapsen, mit denen allein wir uns hier befassen wollen, *unterschiedliche Rezeptorarten,* je nachdem, ob die am Rezeptor wirksame Adenylatzyklase durch Dopamin stimulierbar ist oder nicht. Die Neuroleptika entfalten ihre Wirkung vorwiegend an den D 2-Rezeptoren, die eine durch Dopamin nicht stimulierbare Adenylatzyklase enthalten (JENNER und MARSDEN 1981, SEEMAN et al. 1982).

Bei der Bewertung der Neuroleptikawirkung bei der Schizophrenie ist zu bedenken, daß es sich bei der Schizophrenie nicht um ein einheitliches Krankheitsbild handelt. Es müssen mindestens *zwei schizophrene Syndromgruppen* voneinander unterschieden werden, von denen die eine durch positive Symptome, also Wahneinfälle, Halluzinationen und Denkstörungen gekennzeichnet ist, die andere durch negative Symptome wie z. B. eine affektive Verflachung und eine Sprachverarmung (CROW 1982, SEEMAN et al. 1982). Auf Neuroleptika spricht nur der Typ mit den positiven Symptomen an, bei dem das Krankheitsbild in der Regel auch akut auftritt. Nur hier kann auch davon ausgegangen werden, daß Störungen in der Dopamintransmission vorliegen.

Was geschieht nun an den dopaminergen Synapsen bei der Schizophrenie? Dopamin entsteht über Tyrosin und Dopa unter Mitwirkung einer Tyrosinbetahydroxylase und einer Dopadekarboxylase (Tabelle 3). Dopamin wird seinerseits metabolisiert mit Hilfe der Monoaminooxydase. Bei der Dopaminhypothese der Schizophrenie wird davon ausgegangen, daß eine Übererregbarkeit des Dopaminsystems besteht mit einer vermehrten Dopamin-Ausschüttung bei gleichzeitiger Herabsetzung der Empfindlichkeit der Acetylcholinrezeptoren. Das Prinzip der Neuroleptika besteht in einer Blockade der Dopaminrezeptoren. Durch den postsynaptischen Dopaminmangel entsteht die dem Morbus Parkinson vergleichbare motorische Wirkung. Wie immer in der Natur nimmt der Organismus eine solche Blockade aber nicht reaktionslos hin. Er versucht vielmehr eine Kompensation auf mehreren Wegen, von denen einer eine Steigerung der Empfindlichkeit der Dopaminrezeptoren, ein anderer eine Vermehrung der Synapsen-tragenden präsynaptischen Spines darstellt.

Kommen wir nun noch einmal zu den Nebenwirkungen:
Das *Wirkungsprinzip der Neuroleptika* ist also die *Blockade der* übererregten postsynaptischen *Dopaminrezeptoren* (KLAWANS et al. 1983) (Tabelle 4). Während der Therapie entwickelt sich durch diesen Dopaminantagonismus ein Parkinsonismus. Später können durch die kompensatorische Regulation auch Hyperkinesien auftreten, die sogenannten *Spätdyskinesien* (TARSY 1983). Empfänglich hierfür sind vor allem die Patienten, bei denen ohnehin wegen des höheren

Tabelle 3. Schematische Darstellung der bei der Schizophrenie postulierten Überaktivität des Dopamins (DA), das aus seinen Vorstufen Tyrosin (Ty) und Dopa gebildet wird. Der postsynaptische Rezeptor reagiert zunächst auf das Dopaminüberangebot durch Verminderung der Aktivität. Das therapeutische Wirkungsprinzip der Neuroleptika liegt in der Blockade des postsynaptischen Rezeptors für Dopamin. Nach Beendigung der Neuroleptikagabe besteht infolge der hyperplastischen Reaktion der blockierten DA-Rezeptoren eine Überempfindlichkeit gegenüber Dopamin

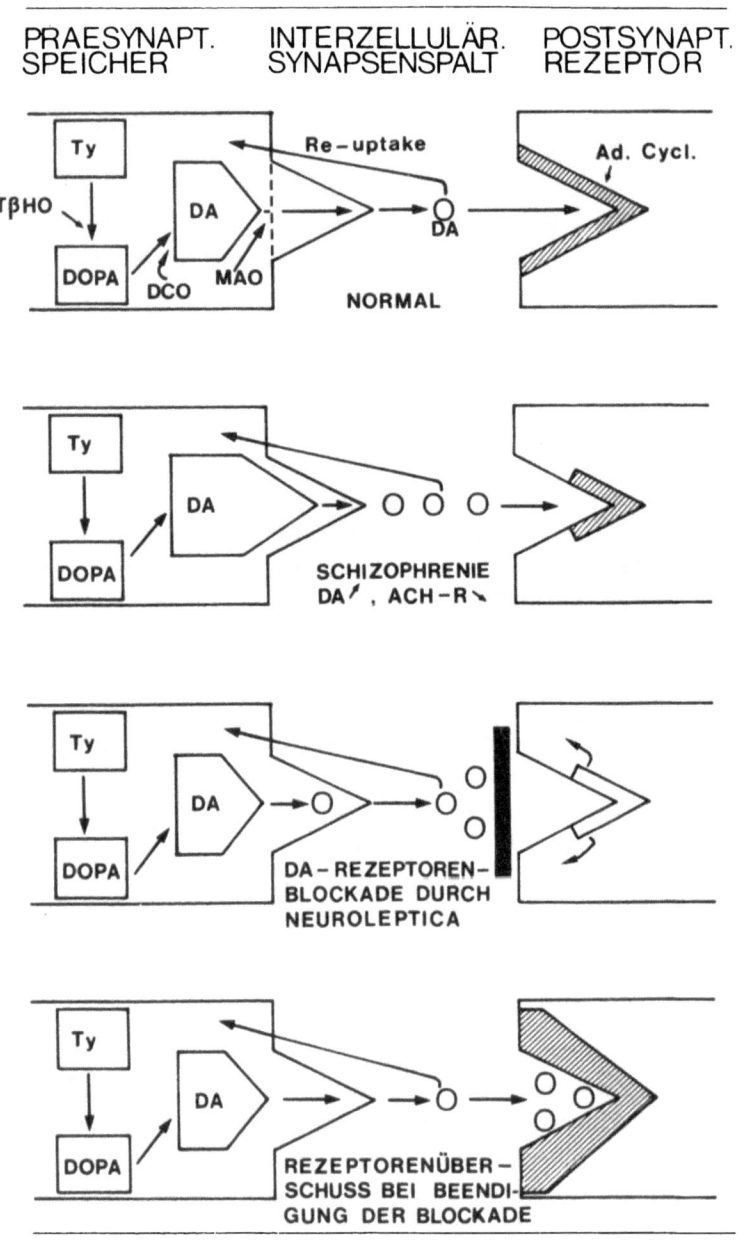

Tabelle 4. Schematische Darstellung der Grundprinzipien der Neuroleptika-Nebenwirkungen

Therapeut. Wirkungsprinzip der Schizophreniebehandlung	Nebenwirkungen	
	Während der Therapie	Nach Absetzen
Blockade der übererregten postsynaptischen Dopamin-Rezeptoren	Parkinsonismus durch Dopamin-Antagonismus. Spät-Dyskinesien durch sekundäre Striatumdysregulation mit cholinergem Übergewicht	Spät- und Dauerdyskinesien durch Überaktivität neugebildeter bzw. übersensitiver postsynaptischer Dopamin-Rezeptoren bzw. neuer praesynaptischer Axonterminals

Alters oder früherer Stammganglienerkrankungen eine Labilität im Gleichgewicht der verschiedenen Transmitter vorliegt. Setzt man nun die Medikamente ab, so kann es bei solchen Patienten zu einem akuten Ausbruch schwerer Dyskinesien kommen, die manchmal auch bestehenbleiben. Sie finden ihre Erklärung in den übersensitiven postsynaptischen Dopaminrezeptoren bzw. in neugesproßten präsynaptischen Axonendigungen, den sogenannten Sprouts (GERLACH et al. 1974, STATON u. BRUMBACK 1980).

Wo spielen sich nun diese Vorgänge ab? Genannt wurde schon das nigrostriatale System als ein Hauptteil des dopaminergen Neuronensystems. Es gibt aber noch einen anderen Teil des dopaminergen Systems, der vom Dach des Mittelhirns, der Area tegmentalis, ausgeht und zum sogenannten limbischen Caudatum führt, außerdem Neuronenverbindungen, die vom Hippocampus, vom Mandelkern und von der pyriformen Rinde zu Kerngebieten führen, die ebenfalls zum limbischen System gehören und am Boden der Stammganglien liegen. Dieses *limbische Dopaminsystem* mit seinen Projektionen zum sogenannten mesolimbischen Cortex und seinen Verbindungen innerhalb der Stammganglien ist von besonderer Bedeutung für die antipsychotische Wirkung der Neuroleptika (BALDESSARINI u. TARSY 1979, DAVIS u. ROSENBERG 1979, CREESE 1983). Die beiden dopaminergen Systeme sind in Neuronenkreisen miteinander verbunden und berühren sich auch im Pallidum.

Es wurde nun nicht nur durch die eigentlichen Neuroleptika mit ihrer Dopaminblockade am postsynaptischen Rezeptor versucht, therapeutische Wirkungen auszuüben, sondern auch durch Mittel mit anderen Ansatzpunkten, so z. B. bei der Hemmung der Rückaufnahme des Transmitters in die afferente Nervenzelle mittels Imipramin, so durch eine Entspeicherung der dopaminhaltigen präsynaptischen Bläschen infolge Blockade des Weges von Dopa zu Dopamin, ferner durch eine Hemmung der Monoaminoxidase oder auch durch Lithium, auf das wir nachher noch zu sprechen kommen werden (Tabelle 5).

Bemerkenswert ist nun, daß trotz dieser relativ klaren Vorstellungen über die Art der Störung und über deren lokalisatorische Verteilung im Gehirn, trotz der

Tabelle 5. Wirkungsweise verschiedenster bei der Behandlung endogener Psychosen, insbesondere der Schizophrenie gebräuchlicher Pharmaka mit Darstellung ihres verschiedenartigen Wirkungsortes

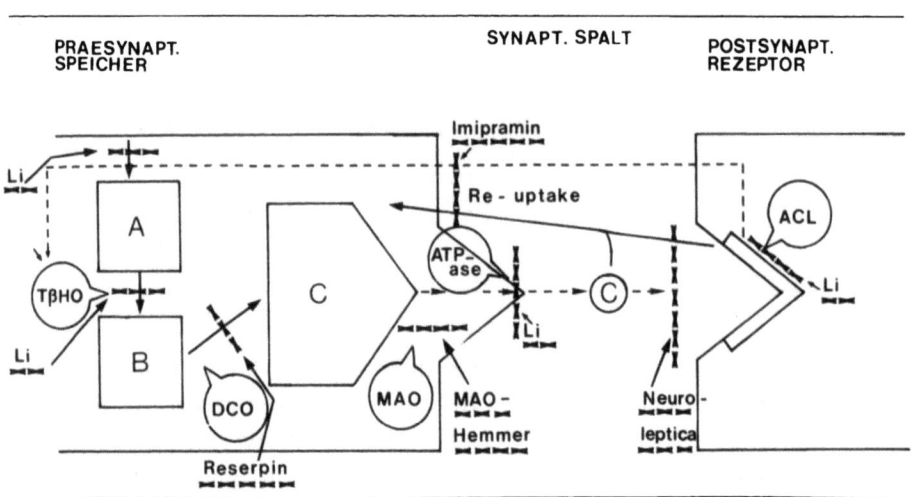

Häufigkeit schizophrener Erkrankungen und der dabei zu beobachtenden Nebenwirkungen nur eine ganz kleine Zahl neuropathologisch gut dokumentierter Fälle vorliegt. Sie zeigen Veränderungen erwartungsgemäß vorwiegend an den Nervenzellen des Striatums, der Substantia nigra und der hypothalamischen Kerngebiete (JELLINGER 1977). Nervenzellschwellungen, vermehrte Gliazellen, dichtere Gliafasernetze, gelegentliche Axonschwellungen kennzeichnen diese Einzelbeobachtungen. Lichtmikroskopisch erfassen wir hierbei offensichtlich nur die Spitze des Eisberges. Wir stehen dabei außerdem noch vor der Schwierigkeit, krankheitsspezifische Veränderungen von therapiebedingten Veränderungen zu differenzieren. Nach wie vor sind neuropathologische Befunde von krankheitsspezifischer Bedeutung bei der Schizophrenie fragwürdig und umstritten (ROIZIN et al. 1959 u. 1961; GRÜNTHAL u. WALTER-BUEL 1960; FORREST et al. 1963; GROSS u. KALTENBÄCK 1968; CHRISTENSEN et al. 1970; GERLACH 1975; JELLINGER 1977). HUNTER et al. (1968) sahen zwar vergleichbare Veränderungen, hielten sie aber nicht für spezifisch. Auch die von STEVENS (1982, a u. b) geschilderten Gliafaserverdichtungen um das Ventrikelsystem und den Aquädukt sind zunächst Einzelbeobachtungen, deren pathogenetische Wertigkeit noch fragwürdig ist. Gesichert ist die Zunahme der Haloperidol-Bindungsstellen im Striatum und im mesolimbischen System (MULLER u. SEEMANN 1977; LEE u. SEEMANN 1978; KLAWANS et al. 1983). Umstritten ist die Frage der Spezifität von Nervenzellveränderungen in der Rinde des Kleinhirnwurms (SNIDER 1982), die bei 10% der Schizophrenen vorliegen soll.

Trotz aller, wenn auch z. T. hypothetischer Einblicke in die Wirkungsweise der Neuroleptika liegen gut dokumentierte und auch an einer größeren Zahl von Fällen sich bestätigende morphologische Äquivalente für die klinisch gar nicht so seltenen Nebenwirkungen nicht vor. Dies mag allerdings – wie wir eingangs betont hatten – seine methodischen Gründe haben.

Psychosen werden nun nicht nur mit Neuroleptika behandelt, sondern – vor allem Manien und periodisch auftretende endogene Depressionen – auch mit *Lithiumsalzen.*

Bevor ich auch hier auf die mögliche Pathophysiologie eingehe, stelle ich zwei eigene Beobachtungen mit eindeutigen neuropathologischen Schädigungen vor.

Fall 2

Bei der ersten Beobachtung handelt es sich um einen 17jährigen Mann, der seit längerer Zeit wegen einer manisch-depressiven Psychose mit therapeutischen Dosen von Lithiumkarbonat behandelt worden war und am Morgen des Todes in suizidaler Absicht neun Tabletten des Lithiumpräparates genommen hatte. Zwei Stunden später war er zwar noch bewußtseinsklar und bei normaler Atmung, doch war im Elektrokardiogramm ein imkompletter Rechtsschenkelblock erkennbar mit abgeflachten bzw. terminal negativen T-Wellen links präkordial. Zu diesem Zeitpunkt war der Blutspiegel des Lithiums mit nahezu zwei Nanomol/l noch nicht bei der sonst als Intoxikationsgrenze bezeichneten Höhe von 3,0 angelangt. Nach weiteren zwei Stunden stiegen Pulsfrequenz und Temperatur und gegen Abend häuften sich ventrikuläre Extrasystolen, die schließlich zum Kammerflimmern führten. Vor dem Tode traten noch Krampfanfälle auf. Der Tod erfolgte im kardiogenen Schock mit terminaler Hyperpyrexie.

Die Obduktion ergab akut ischämische Tubulusnekrosen der Nieren sowie subepikardiale und subpleurale Blutungen. Derartige frische Blutungen waren auch in der Molekularschicht der Kleinhirnrinde nachweisbar, die im übrigen das Bild einer akuten Körner- und Purkinjezellschädigung aufwies (Abb. 2). Die Nervenzellen des Kleinhirn-Zahnkerns, Zielort der Purkinjezellefferenzen, waren akut geschädigt mit Kernpyknosen und Zytoplasmahomogenisierungen bei leichter spongiöser Auflockerung des umgebenden Neuropils, des Gemisches der Nervenzell- und Gliafortsätze außerhalb der Zellkörper. Da und dort sah man bereits Ansätze zu Gliazellproliferationen. Bei Golgi-Präparationen war auffallend, wie schlecht sich die Spines, also die Synapsen tragenden kleinen Dornen der Purkinjezelldendriten, abzeichneten. Im Brückenfuß fanden sich frische Markscheidenabblassungen und Gliareaktionen im Sinne einer beginnenden *zentralen pontinen Myelinolyse.*

Diese letztgenannte Schädigung im Brückenfuß (Abb. 3) ist eine typische, in der Regel irreversible und zum Tode führende Schädigung infolge des Versagens lebenswichtiger zentraler Regulationszentren. Sie entsteht bei forciertem Ausgleich einer *Elektrolyt-Stoffwechselstörung* (NORENBERG 1983, WRIGHT et al. 1983) und ist im Experiment unter solchen Bedingungen reproduzierbar (KLEINSCHMIDT-DE MASTERS et al. 1982). Wir haben in unserer Sammlung eine

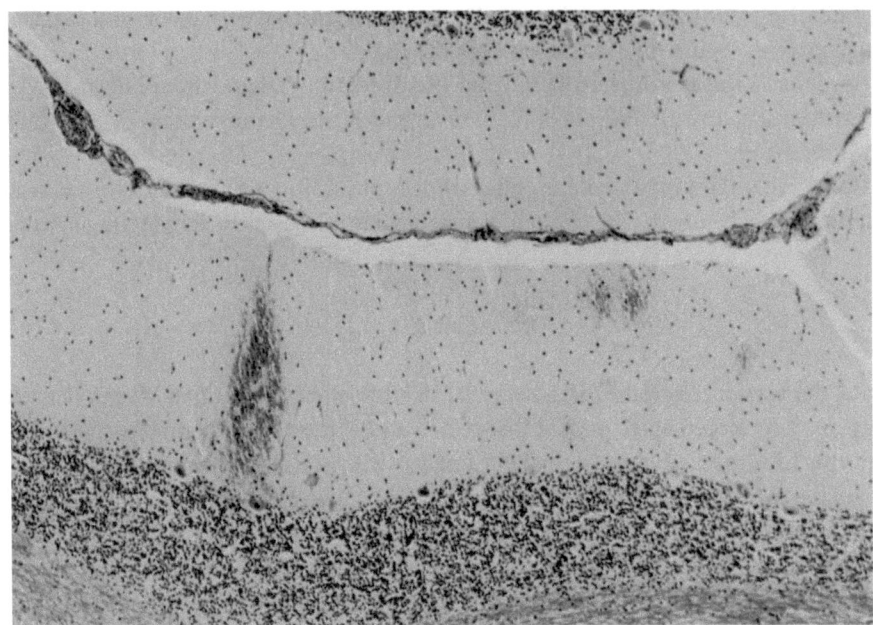

Abb. 2. Akute Lithium-Intoxikation. Frische Erythrodiapedesen innerhalb der Kleinhirn-Molekularschicht. Akute, noch reaktionslose Purkinjezellschädigung

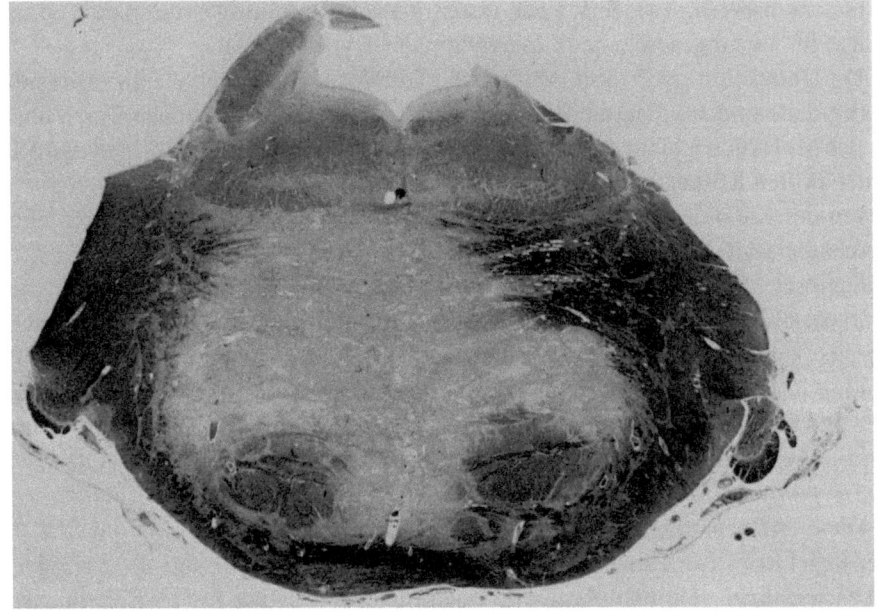

Abb. 3. Zentrale pontine Myelinolyse (Klüver-Barrera-Färbung)

große Zahl derartiger, tödlich verlaufender Fälle, bei denen Hypo-Natri- oder -kaliämien, seltener auch Hypernatri- oder -kaliämien bestanden hatten und bei denen im Rahmen intensivtherapeutischer Maßnahmen entsprechende Ausgleichsversuche der Elektrolytstoffwechselstörungen versucht worden waren. Bei unserem Patienten waren die Natrium- und Kalium-Serumwerte am Vormittag und frühen Nachmittag noch normal gewesen. Sie müssen sich im Zusammenhang mit der forcierten Lasix-Diurese in den letzten Lebensstunden rasch in pathologische Werte verschoben haben. Die wahrscheinlich hierdurch verursachte zentrale pontine Myelinolyse ist aber abzugrenzen von der Frage der unmittelbaren Lithium-bedingten Schädigung. Die in der Kleinhirnrinde und in den tiefen Kleinhirnkerngebieten erkennbaren frischen Schädigungen lassen sich mit größerer Wahrscheinlichkeit der akuten Lithiumintoxikation zuordnen. Hierfür sprechen auch andere Untersuchungen mit klinisch wesentlich schwereren Verläufen wie beim folgenden Fall:

Fall 3

Die 61 Jahre alt gewordene Frau hatte seit ihrem frühen Erwachsenenalter wiederholte depressive, seltener auch manische Phasen durchgemacht gehabt, die mit den seinerzeit noch üblichen Mitteln der Elektro-, Cardiazol- und Insulinkrampfbehandlung behandelt worden waren. Vier Jahre vor ihrem Tode war es erstmals während der bereits seit fünf Jahren laufenden kombinierten Lithium-Neuroleptika-Dauerbehandlung zu Intoxikationserscheinungen in Form von Konzentrationsschwächen, Verlangsamungen, schließlich ataktischen Gangstörungen gekommen, als der Lithium-Serumspiegel 1,16 mvl/Liter betragen hatte, also einen noch nicht unbedingt die in der Literatur angegebenen Toleranzgrenzen überschreitenden Wert. Die Symptome waren nach entsprechender Lithiumreduktion nach wenigen Tagen verschwunden. Ein Jahr später kam es bei nun allerdings mit 2,2 mval/Liter deutlich erhöhtem Lithium-Serum-Spiegel zu einer zweiten, auch klinisch schwerer verlaufenden Intoxikationsphase mit Durchfällen, Erbrechen, Fieber, einem Strabismus, verwaschener Sprache, Rigor, Tremor und Akinesien, mit Zungenwälzen und einer Verwirrtheitsphase mit Bewußtseinstrübung. Auch diese Intoxikation war aber unter intensivtherapeutischen Maßnahmen gut beherrschbar und bildete sich zurück. Leider wurde die Lithiumtherapie – wenn auch in therapeutischen Dosen – fortgesetzt. Hierbei kam es nach einem weiteren Jahr zu einer dritten Intoxikation, diesmal bereits bei Lithiumspiegelwerten von 0,5 mval/Liter. Die schweren ataktischen Störungen und die Dysarthrie sowie die Dyskinesien bildeten sich diesmal nicht mehr zurück. Es blieb ein *Dauerschaden* mit choreiformer Unruhe und allen Zeichen der akuten Lithiumintoxikation in Verbindung mit einem schweren organischen Psychosyndrom die letzten drei Lebenjahre über auch nach Absetzen der Lithiumtherapie bestehen.

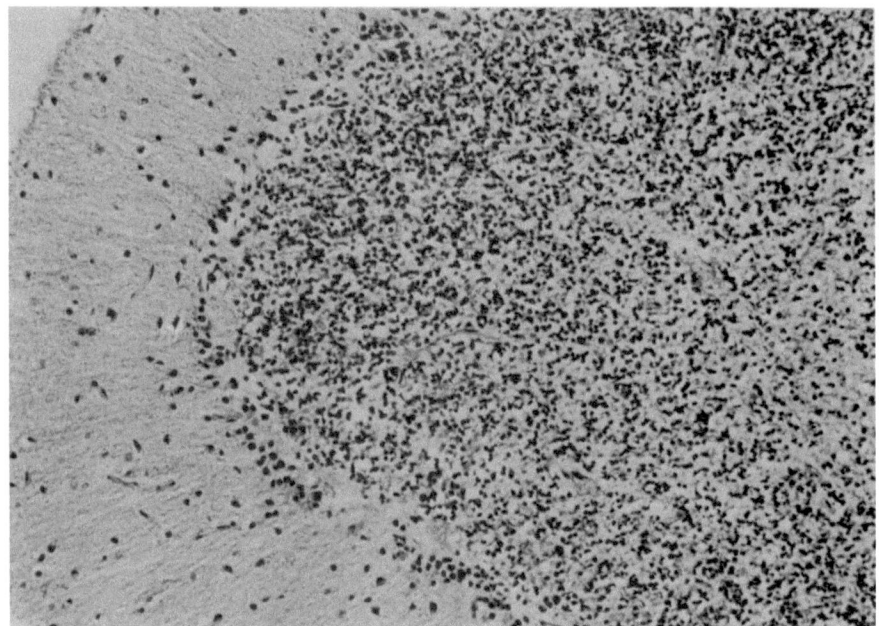

Abb. 4. Schweres Residualsyndrom nach wiederholten Lithium-Intoxikationen. Vollständige Schädigung der Purkinjezellen und weitgehende Schädigung der Körnerzellen der Kleinhirnrinde

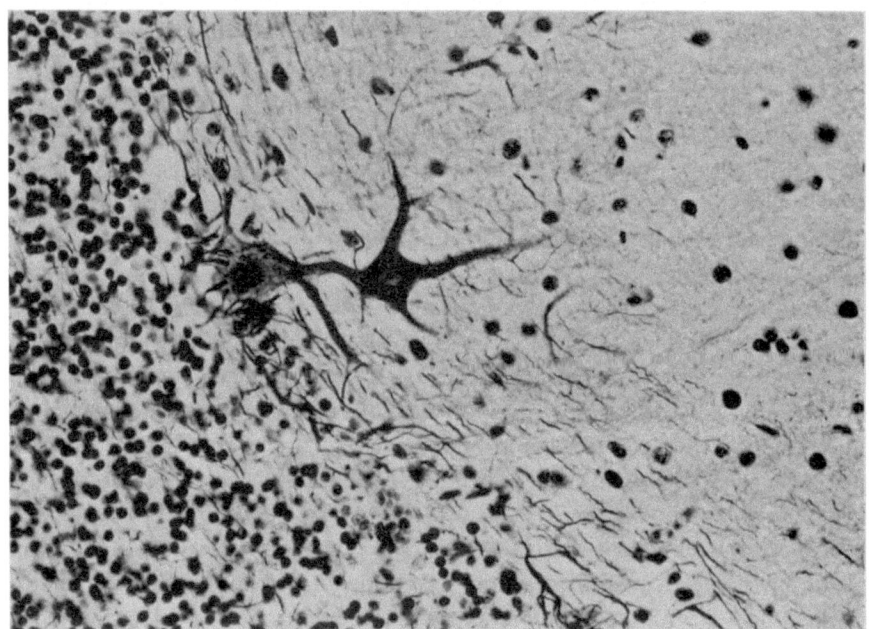

Abb. 5. Schweres Residualsyndrom nach wiederholten Lithium-Intoxikationen. Dendritenschwellungen an den wenigen bestehengebliebenen Purkinjezellen (Bodian-Imprägnation)

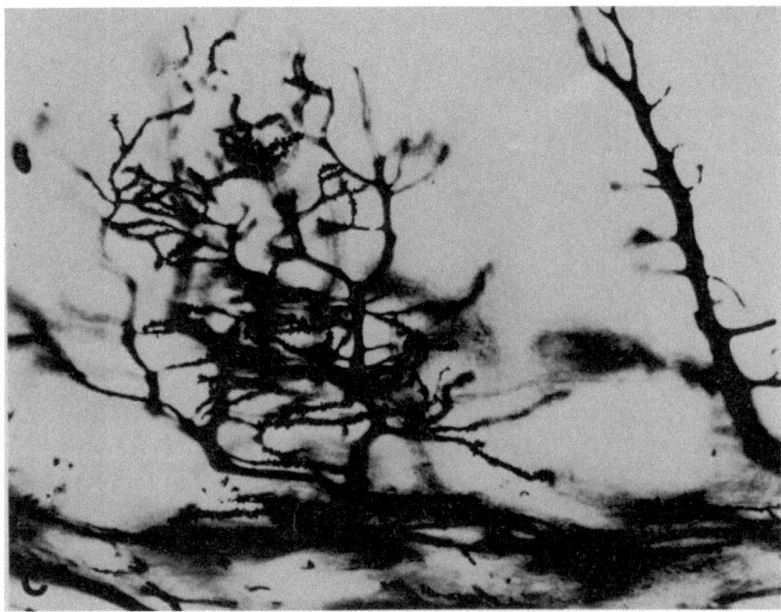

Abb. 6. Verarmung der Dendriten der verbliebenen Purkinjezellen mit starker Reduktion der Synapsen-tragenden Spines (Golgi-Imprägnation)

Morphologisch standen wie in dem Fall mit der akuten Vergiftung Kleinhirnrindenschädigungen im Vordergrund: Die Purkinjezellen waren in ihrem Bestand erheblich gelichtet (Abb. 4) und die verbliebenen Nervenzellen wiesen Dendritenschwellungen auf (Abb. 5). Bemerkenswert war die Reduktion der Spines an den Purkinjezelldentriten, hier wesentlich ausgeprägter als in dem Fall mit der akuten Vergiftung (Abb. 6). Die Körnerzellschicht wies eine erhebliche Lichtung ihres Bestandes auf. Darüber hinaus fanden sich mit Schwerpunkt in den hypothalamischen Kerngebieten sowie in den Hirnnervenkerngebieten der Medulla oblongata Einlagerungen pathologischer, homogener Substanzen in das Zytoplasma der Nervenzellen, z. T. in Form der sogenannten Hiranokörper (Abb. 7). Auch Axonschwellungen kamen vor, im übrigen auch Vakuolisierungen des Nervenzellzytoplasmas, dies vor allem in den paraventrikulären Kerngebieten des Hypothalamus (PEIFFER 1981).

Fragen wir angesichts der Befunde bei beiden Fällen nach der speziellen *Wirkungsweise der Lithiumionen,* so werden wir auch hier an die Transmissionsvorgänge an den Synapsen bestimmter Nervenzellregionen geführt, nur daß diesmal nicht wie bei den übrigen Psychopharmaka die den Katecholamin-Stoffwechsel regulierenden Enzyme Angriffsziel des Pharmakons sind. Das Lithiumion vermag an die Stelle von Kalzium- und Magnesiumionen zu treten. Es beeinflußt dadurch die durch die Mg^{++} abhängige ATP-ase gesteuerten Reaktionen, vor allem aber greift es in die De- und Repolarisationsvorgänge der Nervenzellen ein, wo es

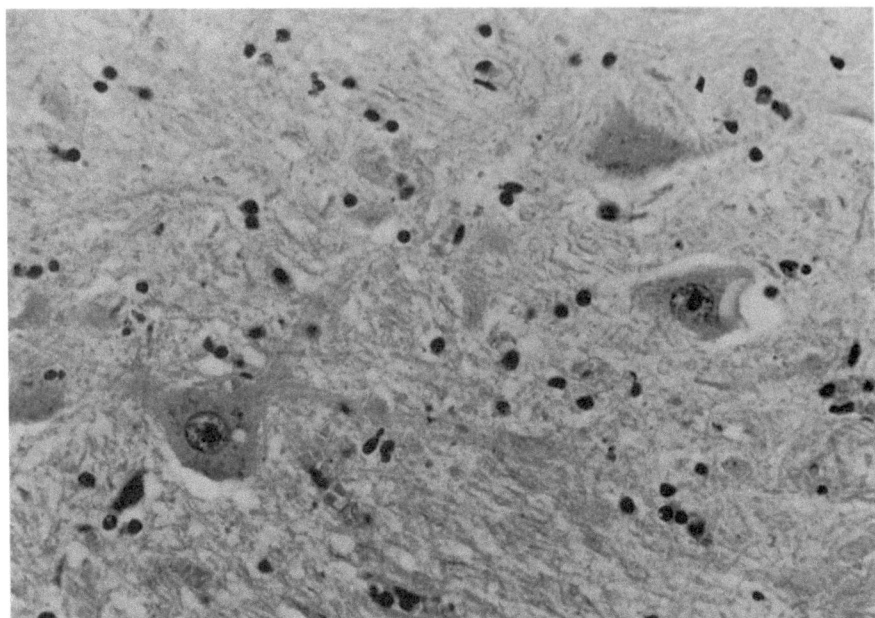

Abb. 7. Schweres Residualsyndrom nach wiederholten Lithium-Intoxikationen. Einlagerung intrazytoplasmatischer Substanzen (sogenannte Hirano-Körper) in die Nervenzellen der Hirnnerven-Kerngebiete und des Hypothalamus

mit Kalziumionen in Konkurrenz treten kann. Diese Kalzium-abhängigen Prozesse an der Zellmembran sind daher wahrscheinlich die gemeinsame Endstrecke der Lithiumwirkung (ALDENHOFF u. LUX 1984). Das im Serum freigesetzte und nicht weiter metabolisierbare, auch nicht an Plasmaproteine gebundene Lithiumion kann durch die Natriumkanäle der Zellmembranen in das Zellinnere einströmen, kann aber die Zelle nicht mehr durch die Kaliumkanäle im Rahmen des normalen Natrium-Kaliumaustauschs während der Erregungsvorgänge verlassen. Es ist auf die für die Kalziumionen vorgesehenen aktiven Transportvorgänge der Ausschleusung angewiesen und setzt sich hier an die Stelle des Kalziums. An den großen Nervenzellen der Mollusken ließ sich experimentell nachweisen, daß es unter Lithium hierdurch zu einer intrazellulären Kalziumanreicherung kommt. Kalzium ist in ionaler Form toxisch und wird daher normalerweise an Membranen des endoplasmatischen Retikulums gebunden. Kalzium-abhängige Proteine, sogenannte Calmoduline, bilden intrazellulär Aktivatoren verschiedenster Zellleistungen und wichtige Regulatoren der Zellaktivität. Die Störung der Kalziumionen-Bindungsvorgänge und der Kalziumausschleusung mit ihren Einflüssen auf die Kalzium-Natriumpumpe durch Lithiumionen kann daher tiefgreifende Änderungen der Zell- und speziell der Zellmembranfunktionen hervorrufen.

Die Minderung des intrazellulären Natriumgehaltes hat ihrerseits Einflüsse auf die Zellfunktionen. Vor allem in den jeweils erhöht aktiven Zellen führt Lithium über die Hemmung des Kalzium-Ausschleusungvorgangs schneller zu einer kritischen Erhöhung der intrazellulären Kalziumkonzentration und damit zu einer Aktivitätsdämpfung. In den weniger aktiven Zellen verlängert es die Signalwirkung des Kalziumeinstroms durch die Verlangsamung des Rücktransportes, was zur vorübergehenden erhöhten Zelleistung führt. Der jeweilige Aktivitätszustand der Zellen und einzelner Zellkomplexe ist daher von Bedeutung für die pharmakologische Lithiumwirkung. Gerade bei Manien und Depressionen muß aber an den bei endogenen Psychosen vorwiegend beteiligten Hirnregionen von sehr unterschiedlichen Aktivitätszuständen ausgegangen werden (ALDENHOFF u. LUX 1984).

Die ionalen Verschiebungen beeinflussen nun auch den Neurotransmitterstoffwechsel, so z. B. über eine Hemmung der Adenylatzyklase an den postsynaptischen Rezeptoren (FORREST et al. 1974). Auch die Mg^{++}-abhängige ATP-ase, die die Transmittergabe in den Synapsenspalt fördert, ist unter Lithium gehemmt. Im Gegensatz zur Schizophrenie, bei der vorwiegend das Dopamin-Neurotransmittersystem gestört ist, bezieht sich der *Indikationsbereich der Lithiumtherapie* auf die *zyklisch endogenen Psychosen,* bei denen Noradrenalin und Serotonin Regulationsstörungen aufweisen. Präsynaptisch kommt es intraneuronal zu einer gesteigerten Noradrenalinanreicherung, während die Noradrenalinabgabe an den Synapsenspalt bzw. die Noradrenalinaufnahme in den Rezeptoren gehemmt ist. Bei Noradrenalin wie bei Serotonin sind aber unter Lithium *akute von chronischen Wirkungen zu unterscheiden.* Bei chronischer Gabe ist die Bindungsfähigkeit an den Betarezeptoren herabgesetzt, an den Alpharezeptoren dagegen erhöht. Bei der Wirkung auf die Serotoninbildung aus dem Vorläufer, der aromatischen Aminosäure Tryptophan, zeigt sich, daß bei kurzdauernder Lithiumgabe ähnlich wie bei Noradrenalin die Tryptophananreicherung präsynaptisch gesteigert ist. Durch eine ebenfalls aktivierte Tätigkeit der Tryptophanhydroxylase kommt es zur vermehrten Serotoninbildung. Wird Lithium aber langfristig gegeben, so bleibt es zwar bei der erhöhten Zufuhr von Tryptophan, doch reduziert sich der Metabolisierungsschritt zu Serotonin, dem 5-Hydroxytryptamin, weil die Tryptophanhydroxylase, das metabolisierende Enzym, unter der Langzeit-Lithiumbehandlung gehemmt wird. Diese Hemmung ist ein Kompensationsmechanismus für die initiale Überflutung der Rezeptoren mit Serotonin. Auch neurophysiologisch läßt sich an der Noradrenalin-Stimulierbarkeit der Purkinjezellen ein *Reaktionswandel* nachweisen: Unter akuter Lithiumgabe ist die Noradrenalinwirkung gehemmt, bei chronischer Gabe entwickelt sich dagegen eine Überempfindlichkeit gegenüber Noradrenalin (SIGGINS u. SCHULTZ 1979).

Im Tierexperiment lassen sich diese Wirkungen in den Synapsenregionen ebenfalls nachweisen, z. B. durch eine Vergrößerung und Vermehrung der präsynaptischen Vesikel (AKAI 1977), durch Vakuolisierung in den Nervenzellen des Nucleus supraopticus, des Infundibulums und der Hypophyse (ELMAN u. GAN 1973; WHETSELL u. MIRE 1970). Selbst Dendritenschwellungen ließen sich in der Hippocampusregion ultrastrukturell erkennen (JANKA et al. 1981), verbunden mit Reduzierungen der Nervenzellfortsätze im Neuropil. Diese experimentellen Untersuchungen bieten eine Brücke zum Verständnis der von uns lichtmikroskopisch nachgewiesenen Schädigungen in der Humanpathologie bei Überschreitung der therapeutischen Dosen.

Gerade unsere beiden Fälle zeigen aber, daß die Bewertung der Lithiumspiegel allein noch keine ausreichende Erklärung gibt, lagen sie doch bei beiden Fällen auch während der jeweiligen akuten Intoxikationsphasen keineswegs extrem über den Normwerten. Es bestätigt sich hier die bereits bei den DPH-Intoxikationen gemachte Erfahrung, daß *auch im Bereich der Obergrenzen therapeutischer Dosen Intoxikationen* auftreten können, wenn *individuelle Dispositionen zu Überempfindlichkeitsreaktionen* vorhanden sind. Hierzu gehören höheres Alter, gleichzeitig bestehende Erkrankungen im Bereich der Stammganglien, die Ausscheidung der Pharmaka bzw. hier der Lithiumsalze erschwerende Nierenerkrankungen (Rifkin et al. 1973; Vredeveld u. Morré 1983), vor allem aber genetische Dispositionen, die wahrscheinlich auf einer angeborenen Minderung der Aktivität bestimmter Enzyme beruhen, die für die Metabolisierung notwendig sind.

Ich verlasse damit das Kapitel der Nebenwirkungen bei der Therapie endogener Psychosen, das in seinen pathogenetischen Grundlagen noch viele Fragezeichen aufweist. Nebenwirkungen gibt es aber außer diesen antikonvulsiv oder antipsychotisch wirkenden und auf einen bestimmten Wirkungsort zielenden, systemabhängigen Pharmaka auch systemunabhängig auf völlig anderer pathophysiologischer Grundlage. Hierzu gehören akute *Überempfindlichkeitsreaktionen* auf Pharmaka, wie sie auch im Zusammenhang mit der Psychopharmakabehandlung selten einmal auftreten können. Bei plötzlichen, unerwarteten Todesfällen kann sich dann z. B. das Bild einer auf bestimmte Segmente beschränkten, knötchenförmigen Entzündung intrazerebraler Venen finden (Moore u. Brook 1966). Wir konnten einen derartigen Fall bei einer 19jährigen Patientin nachweisen, die wegen einer als Schizophrenie diagnostizierten Psychose psychopharmakologisch behandelt worden war. Man hatte sie tot in der Badewanne aufgefunden, wobei auf dem Kopf eine an das Stromnetz angeschlossene elektrische Trockenhaube saß. Ob es sich um einen Stromunfall oder um einen Suizid gehandelt hatte, blieb ungeklärt. Überraschend war für uns der Nachweis dichter perivenöser Lymphozyteninfiltrate mit z. T. schon deutlicher perivaskulärer Gliazellreaktion (Abb. 8 u. 9). Bei solchen Fällen bleibt die Frage, ob es sich um eine Überempfindlichkeitsreaktion gehandelt hat oder ob nicht die Schizophreniediagnose und damit auch die Indikation zur Neuroleptikabehandlung irrig war und in Wirklichkeit ein chronisch enzephalitischer Prozeß vorlag, offen. Hankoff u. Peress (1981) hatten bei psychiatrischen Patienten ebenfalls entzündliche Infiltrate im Hirnstamm beobachtet, sie aber als unspezifisch gedeutet.

Sehr viel besser abgesichert sind – vor allem aufgrund umfangreicher tierexperimenteller Untersuchungen – systemunabhängige Nebenwirkungen bestimmter Pharmaka, die sich bei ausgesprochen chronischer Verabreichung an den Ner-

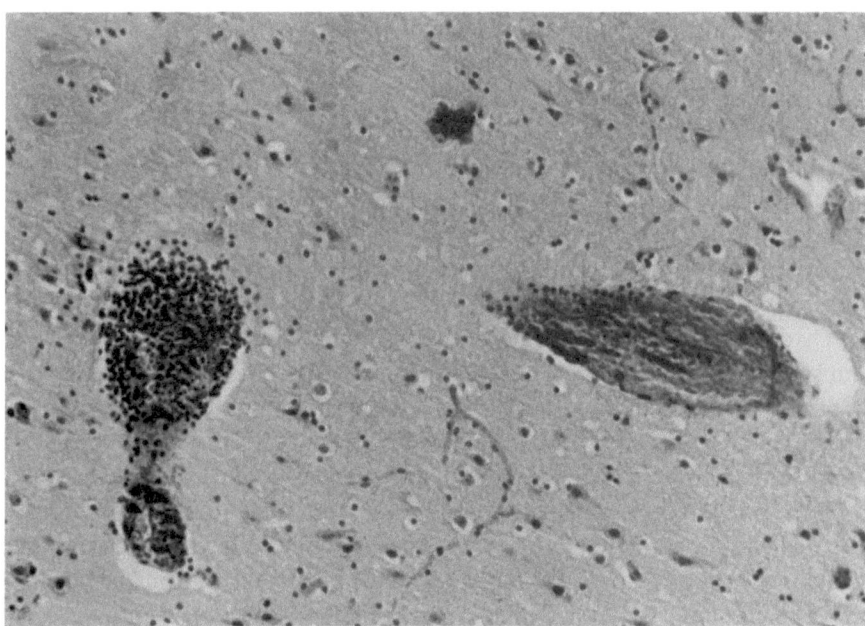

Abb. 8. Klinisch als Schizophrenie diagnostizierter Fall mit dichten Lymphozyteninfiltraten an bestimmten Segmenten intracerebraler Venen (sogenannte noduläre Phlebitis)

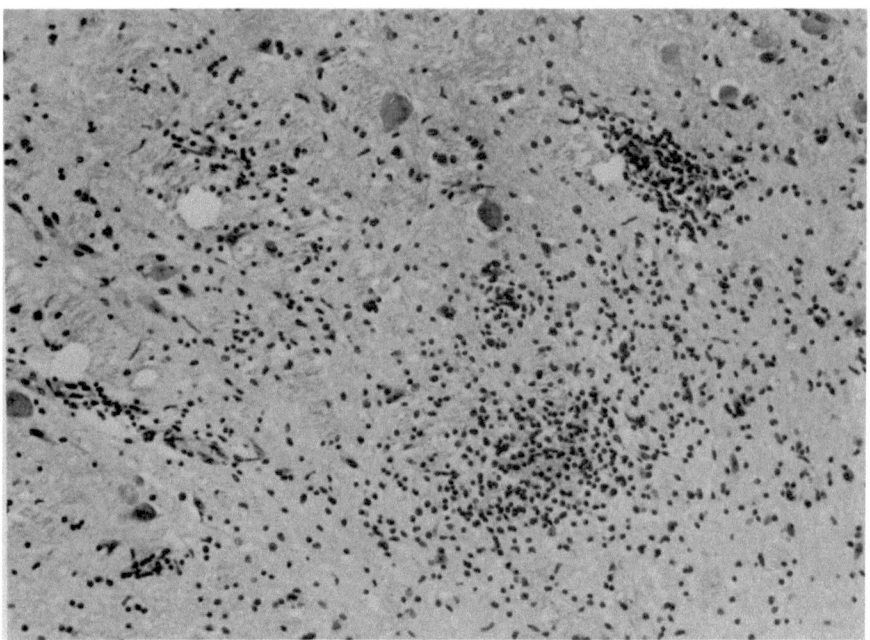

Abb. 9. Klinisch als Schizophrenie diagnostizierter Fall mit gliöser Reaktion neben entzündlichen Infiltraten im Sinne einer encephalitischen Reaktion

venzellen nachweisen lassen. Es handelt sich um sog. *drogeninduzierte Lipidosen.* Neben bestimmten Psychopharmaka wie Imipramin, Chlorphentermine oder Clozapine sind auch auf völlig andere Indikationsgebiete zu beziehende Pharmaka wie bestimmte Appetitzügler, das Herzmittel Perhexiline oder Cholesterol-Synthesehemmer Ursachen solcher Nebenwirkungen (z. B. LÜLLMANN u. LÜLLMANN-RAUCH 1978; NEVILLE et al. 1979; LEMAIRE et al. 1982). Worin liegen diese Nebenwirkungen? Es kommt zur intraneuronalen Ansammlung von lamellären Strukturen, die ähnlich wie das Lipopigment Ceroid mit einer Autofluoreszenz der Nervenzellen einhergehen. Die Nervenzellen weisen eine Blähung ihres Cytoplasmas durch abnorme Stoffeinlagerungen auf, die sich rasterelektronenmikroskopisch als dichte Lagerungen geschichteter Lamellen erkennen lassen. Es entsteht also ein Bild, das sehr stark an bestimmte Lipidspeicherkrankheiten wie die Gangliosidosen oder die Ceroidlipofuszinosen erinnert. Es ließen sich in der Tat biochemisch auch abnorme Gangliosidspeicherungen wie bei bestimmten echten Enzymopathien nachweisen (KLINGHARDT et al. 1981). Das Gemeinsame der solche drogeninduzierte Lipidosen auslösenden Pharmaka liegt in ihrer amphiphilen, kationischen Struktur, die zu einer Störung der normalen intralysosomalen Verdauung polarer Lipide führen kann. Solche Veränderungen sind aber nicht beschränkt auf das Zentralnervensystem, lassen sich vielmehr im Tierexperiment auch an Parenchymzellen verschiedener innerer Organe erzeugen (DRENCKHAHN u. LÜLLMANN-RAUCH 1979).

Verlassen wir hiermit die möglichen Nebenwirkungen bei der Behandlung endogener Psychosen und wenden uns noch kurz den *Nebenwirkungen der modernen Intensivtherapie* zu, die im neurologischen Bereich eine erhebliche Rolle spielt. Hierzu gehört die Versorgung schwerer Verkehrsunfälle ebenso wie die Versorgung von Intoxikationen, Suizidversuchen oder auch intrazerebraler Massenblutungen oder Nekrosen. Bei den betroffenen Patienten wird vielfach die im Schockgeschehen verminderte Hirndurchblutung durch intensive Infusionsmaßnahmen bekämpft. Schon vor einer ganzen Reihe von Jahren wurden in Australien Beobachtungen publiziert, wonach bei einigen Patienten, die einer solchen intensiven *Infusionstherapie mit Zuckerersatzstoffen* unterzogen worden waren, eigenartige Zeichen einer Entzündung intrazerebraler Gefäße aufzuweisen waren (THOMAS et al. 1970). Diese Beobachtungen führten schon bald zu einem Verbot von Infusionen mit höherprozentigen Lösungen solcher Zuckerersatzstoffe wie dem Xylitol oder Sorbitol in Australien. Diesem Verbot folgten entsprechende Verbote oder zumindest einschränkende Empfehlungen in den Vereinigten Staaten, in der Schweiz und anderen Ländern. Auch die Bundesärztekammer gab in Deutschland Empfehlungen ab, die eine Beschränkung der Zugabe von Xylit in solchen Infusionslösungen von maximal 1,5 g/Kilogramm Körpergewicht pro Tag nannten. In den letzten Jahren konnten wir bei 17 Patienten, die an den Tübinger Kliniken einer Intensivtherapie unterworfen worden waren, Befunde nach folgender Art erheben:

Vor allem im Bereich der Stammganglien zeigen die Gefäße dichte entzündliche Infiltrate aus Lymphozyten und – je nach Überlebenszeit – neutrophilen

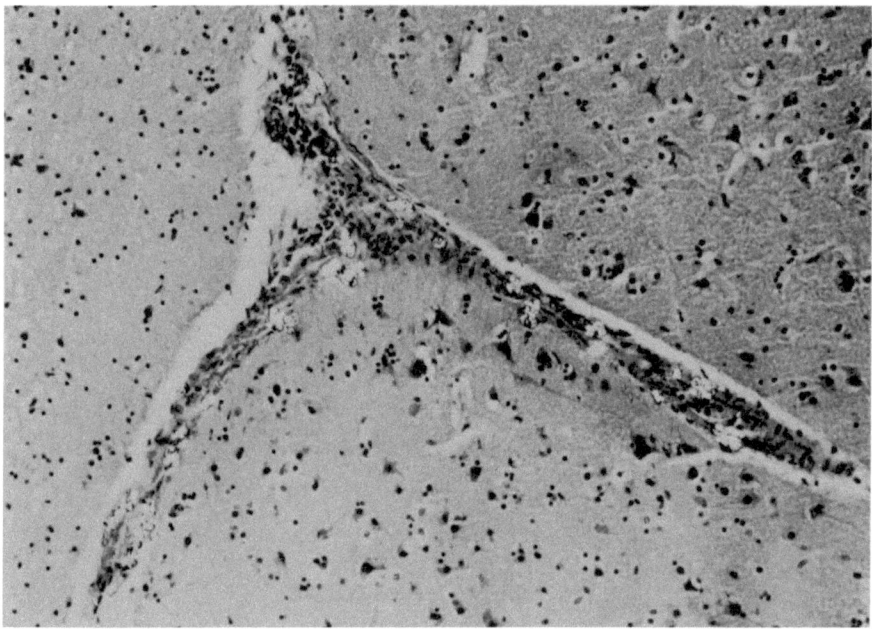

Abb. 10. Encephalitische Reaktionen nach intensivtherapeutischen Infusionen von Polyolen. Ausfällungen von Kalziumoxalatkristallen an Venen der Stammganglien (halbpolarisiert)

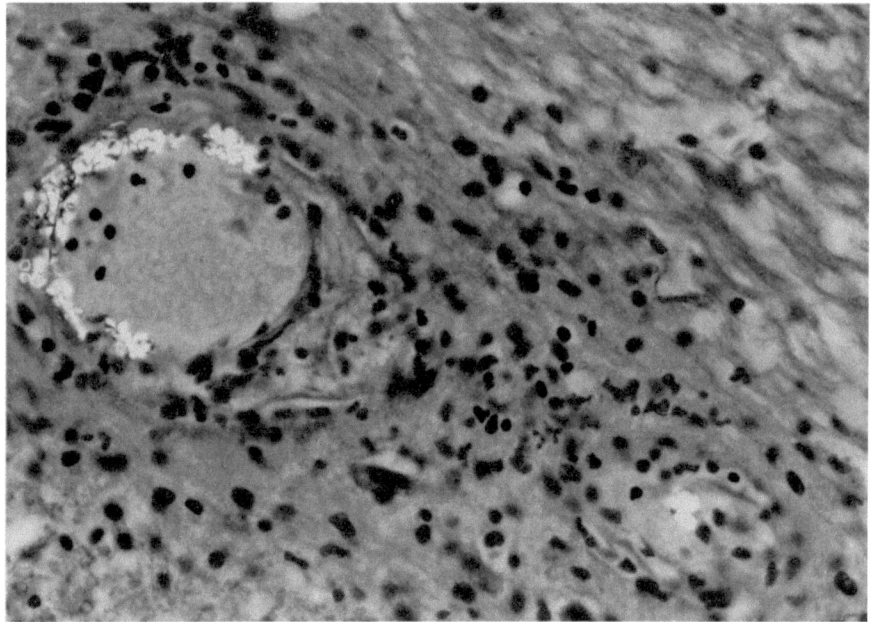

Abb. 11. Kalziumoxalatkristalle in Venenwänden der Stammganglien mit encephalitischer Reaktion (Lymphozyten- und Granulozyteninfiltrate) nach Polyol-Infusionen

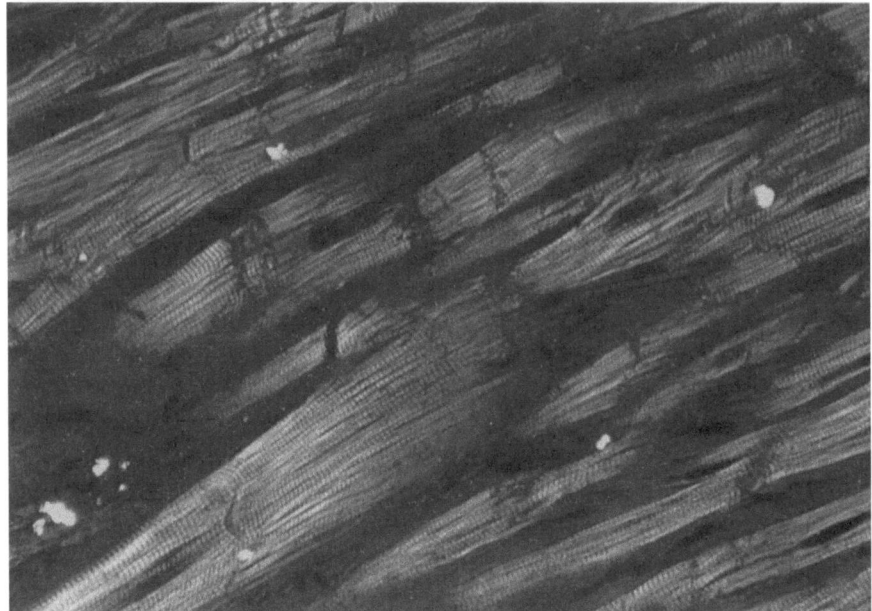

Abb. 12. Kalziumoxalatkristall-Ausfällungen in der Herzmuskulatur mit myokarditischer Reaktion als Nebenwirkung von Polyol-Infusionen (polarisationsoptische Aufnahme)

Granulozyten (Abb. 10). Die Gefäßwände enthalten bei genauerer Beobachtung homogene Wandeinlagerungen. Untersucht man den Schnitt in polarisiertem Licht, so leuchten diese Einlagerungen hell doppelbrechend auf (Abb. 11). Die Intensität der Einlagerungen in diese Kristalle kann sehr groß sein. Man findet sie im übrigen auch in den Nierentubuli und im Herzmuskel (Abb. 12). Die Kristalle bilden offenbar einen Fremdkörperreiz, auf den der Organismus mit entzündlichen Infiltratbildungen nicht nur im Gehirn im Sinne einer Enzephalitis, sondern auch im Herzmuskel im Sinne einer aseptischen Myokarditis reagiert. In Zusammenarbeit mit dem Institut für medizinische Physik in Münster konnten wir frühere Vermutungen bestätigen, wonach es sich bei diesen Kristallen um *Kalziumoxalatbildungen* handelt (PEIFFER et al. 1984). Über Zuckermetabolisierungswege zu Oxalat gibt es Untersuchungen an Leberzellen (ROFE et al. 1980). Nicht ausreichend geklärt ist aber der Xylitol-Abbauweg und völlig unklar ist, wieso es nicht in der primär für die Metabolisierung verantwortlichen Leberzelle, sondern in den Gefäßwandzellen von Hirn, Herz und Niere zur Oxalatausfällung kommt.

Das morphologische Bild dieser *induzierten Oxalose* entspricht weitgehend demjenigen der angeborenen Oxalsäurestoffwechselstörung, die durch zwei unterschiedliche Enzymdefekte entstehen kann. Sie ähnelt auch der akuten Oxalsäurevergiftung, wie sie z. B. beim Trinken von Gefrierschutzmitteln, also von Glykol, auftritt. Zumal einzelne der Fälle, die wir im Zusammenhang mit intensivtherapeutischen Maßnahmen beobachten konnten, zunächst als primäre Oxalosen, also eine angeborene Stoffwechselstörung, gedeutet worden waren (SCHÖLL u. BERGER 1978), hatten wir angenommen, daß diesen lebensbedrohenden Nebenwirkungen einer Infusionstherapie mit hohen Mengen von Xylitol oder Sorbitol unter Umständen wiederum ein genetisch bedingter Metabolisierungsdefekt zugrunde liegt, ist doch nur ein kleiner Prozentsatz entsprechend behandelter Patienten ein Opfer einer solchen sekundären, pharmakainduzierten Oxalose. Unsere Hypothese ließ sich bisher weder bestätigen noch widerlegen, weil es noch keinen klaren Bezug zu einem bestimmten Enzym in den Metabolisierungsschritten von den Polyolen zum Oxalat gibt. Fructokinase und Aldolase scheinen bedeutungsvoll zu sein (JAMES et al. 1982). Es gibt auch Hinweise darauf, daß besonders solche Patienten gefährdet sind, bei denen ein Vitamin-B-6-Mangel vorliegt (HANNET et al. 1977). Eine vorherige Bestimmung der Vitamin-B-6-Spiegel vor Einleitung einer entsprechenden Therapie wäre in einer prospektiven Studie empfehlenswert. Entsprechende Untersuchungen wurden bisher aber noch nicht eingeleitet. Vorsichtig sollte man mit hochprozentigen und raschen Infusionen mit Fructose, Xylitol und Sorbitol auch bei Patienten mit einer Nierensteinanamnese sein.

Ein ganz anderer Aspekt bietet sich an Nebenwirkungen der Intensivtherapie bei Patienten, bei denen wegen eines Krebsleidens, im Zusammenhang mit einer Organtransplantation oder zur Eindämmung eines lebensbedrohenden Autoimmunprozesses Zytostatika und *Immunsuppressiva* verabreicht werden. Bei solchen bewußt im Hinblick auf den Therapieerfolg in Kauf genommenen Risiken kann es im Zusammenhang mit der iatrogenen Immunschwäche zu Superinfektionen bzw. zum Ausbruch zerebraler Entzündungskrankheiten kommen, die durch latent vorhandene, normalerweise nichtpathogene Erreger verursacht werden.

Ein typisches Beispiel hierfür ist die sogenannte *multifokale Leukoenzephalopathie,* ein disseminierter Entmarkungsprozeß in der weißen Hirnsubstanz, der durch Polyomaviren verursacht wird. Schon makroskopisch erkennt man eine kleinherdförmige Markveränderung, die sich bei mikroskopischer Betrachtung und bei einer Färbung der Markscheiden als Ansammlung kleiner Entmarkungsherde verstehen läßt (Abb. 13). Innerhalb dieser kleinen Entmarkungsherde kommen geringgradige Gefäßwandinfiltrate vor. Pathognomonisch aber ist das Vorkommen pathologischer Astrozytenformen, die mit ihrer Kern- und Zellpolymorphie an eine Tumorentwicklung denken lassen (Abb. 14). In der Tat ist es bekannt, daß verwandte Viren onkogen sind. Eine sichere Geschwulstentwicklung ist aber im Rahmen der multifokalen Leukoencephalopathie nicht bekannt geworden. Bei elektronenmikroskopischer Untersuchung kann man innerhalb dieser abnormen Gliazellen, insbesondere in denen vom Typ der Oligondendroglia Viruskolonien finden (Abb. 15).

Zytomegalieviren und Herpes simplex-Viren verursachen im Stadium der iatrogenen Immunsuppression ebenfalls nicht selten *Encephalitiden.* Noch häufiger sind Pilzinfektionen oder Infektionen durch Krankheitserreger vom Typ der

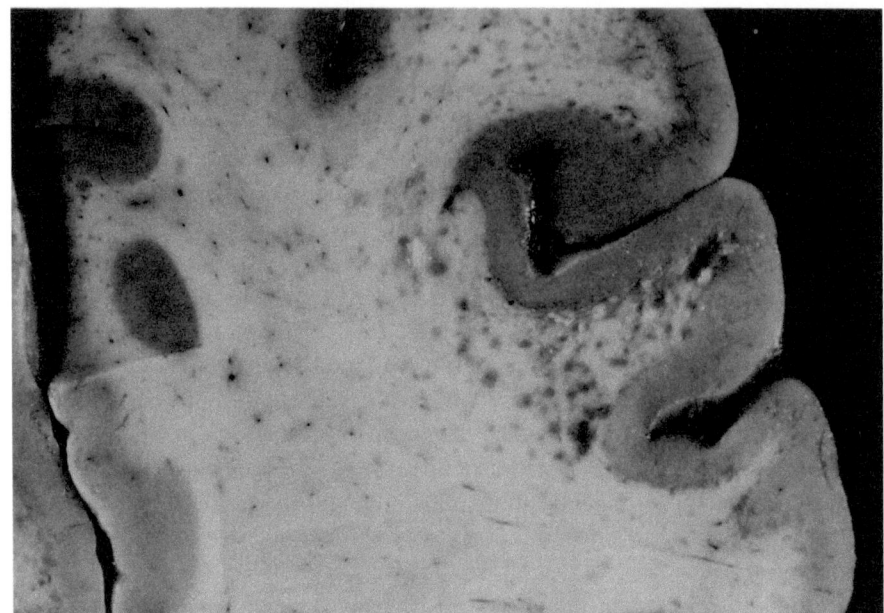

Abb. 13. Multifokale Leukoencephalopathie bei iatrogener Immunsuppression. Kleine Entmarkungsherde überwiegend subkortikal

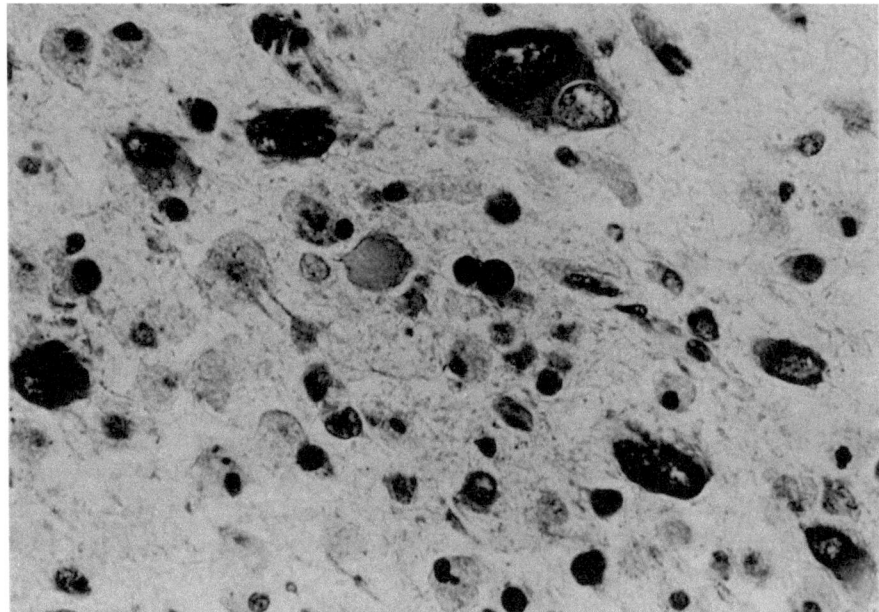

Abb. 14. Multifokale Leukoencephalopathie bei iatrogener Immunschwäche. Auftreten abnormer tumorähnlicher Gliazellformen innerhalb der kleinen Entmarkungsherde (HE)

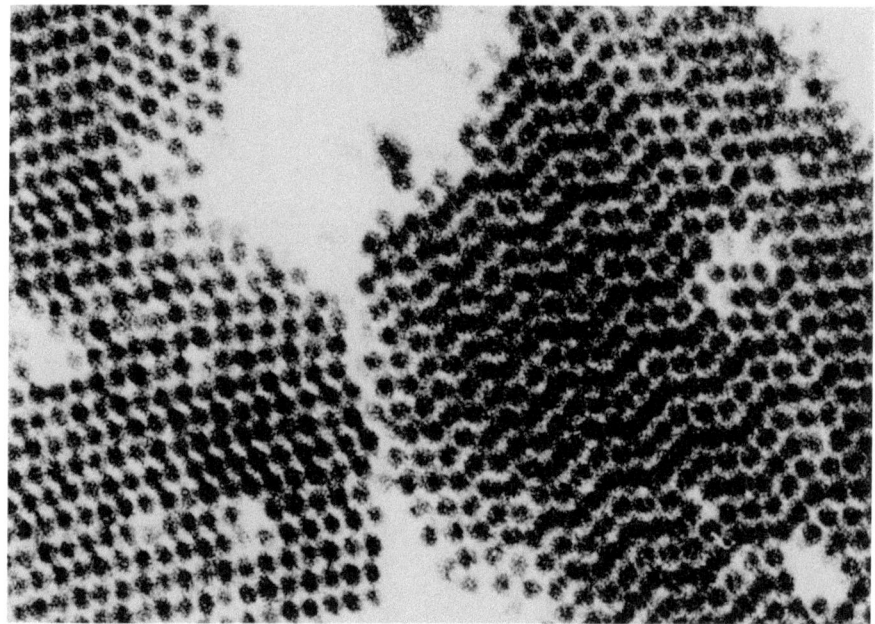

Abb. 15. Kristalloide Polyoma-Virus-Kolonien in pathologisch veränderten Oligodendrogliazellen bei multifokaler Leukoencephalopathie (Aufnahme Prof. Dr. SCHLOTE) (80000:1)

Pneumocystis carinii und vor allem der *Toxoplasmose* (PEIFFER et al. 1983). Die disseminierten encephalitischen Herde mit begleitenden Nekrosen sind hierbei vielfach bereits im Computertomogramm erkennbar. Mikroskopisch sieht man am Rande der Nekrosen auffallend große Zellen, sogenannte Pseudozysten, in denen die Toxoplasmen sich vermehren, bis die Zellwand einreißt und es im Zusammenhang mit der Ausstreuung der Toxoplasmen in das angrenzende Gewebe zur lebhaften entzündlichen Reaktion kommt (Abb. 16). Wir konnten in solchen Fällen den Erreger auch elektronenmikroskopisch nachweisen. Mit Hilfe immunzytologischer Untersuchungen gelingt es im übrigen ebenfalls, entsprechende Antigene nicht nur gegen Herpes simplex-Viren oder Zytomegalieviren, sondern auch gegen entsprechende andere Erreger nosokomialer Infektionen nachzuweisen.

Diese zuletzt gezeigten Nebenwirkungen medizinischer Intensivtherapie sind bei strenger Indikationsstellung einer solchen Therapie in Kauf zu nehmen, da entsprechende iatrogene Immunsuppressionen stets eine ultima ratio darstellen werden. Sicher gilt dies aber nicht für den großen Bereich der Psychose-Behandlung, in dem derzeit die Neuroleptikabehandlung trotz häufiger klinischer Nebenwirkungen die Therapie der Wahl ist. Schon der Begriff „*Therapie der Wahl*" ist allerdings eigentlich nicht ganz zutreffend, da es weniger die Entscheidung einer Therapieform unter mehreren auszuwählenden Formen ist, sondern in der Regel eine Übereinkunft der Lehrmeinungen, daß eine bestimmte

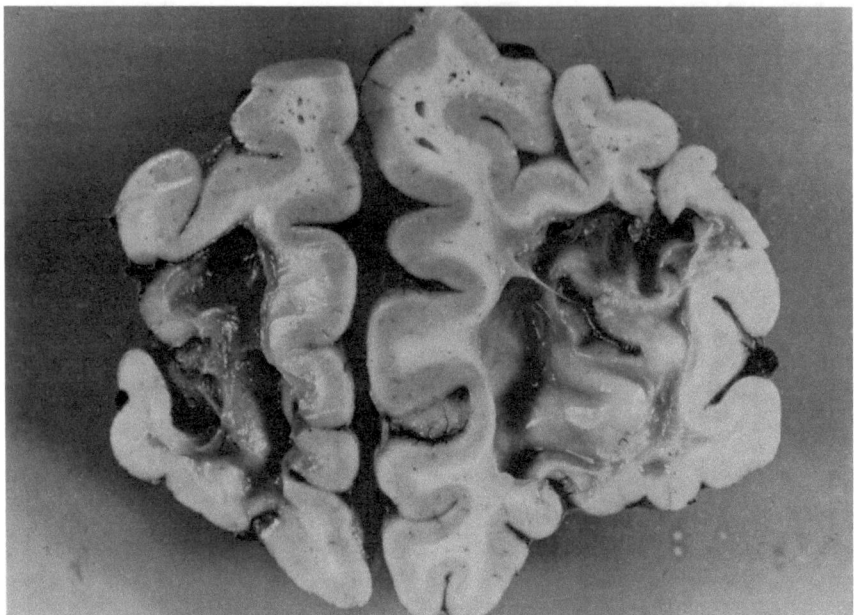

Abb. 16. Toxoplasmose-Encephalitis bei iatrogener Immunsuppression. Toxoplasmen im Zytoplasma von Makrophagen (sogenannte Pseudozysten)

Therapieform die derzeit optimale und daher anzuwendende ist. So war – um auf den Anfang zurückzukommen – die Elektrokrampf- oder Insulinkoma-Behandlung über Jahre hinweg die Methode der Wahl, – so war ebenfalls über viele Jahre eine noch viel rigorosere Therapie der Schizophrenie üblich, deren Folgen der Neuropathologe noch heute dann und wann beobachten kann:

So sieht er an der Außenseite des Gehirns einen kleinen Narbenherd. Beim Durchschneiden des Gehirns finden sich aber im Stirnhirn-Markbereich ausgedehnteste doppelseitige Nekrosen mit einer nahezu vollständigen Unterbrechung der Bahnen zwischen der Stirnhirnrinde und den Stammganglien, insbesondere dem Thalamus (Abb. 17). Dieser Befund ist das Ergebnis der therapeutisch vorgenommenen sogenannten *Leukotomie*. Die Titelseite einer Publikation aus den Vereinigten Staaten mit Erfolgsberichten über 1000 derartige Leukotomien mag ein Hinweis darauf sein, wie selbstverständlich und in welchem Umfang vor allem in den Vereinigten Staaten diese Therapiemethode angewandt worden war. Ihr Ziel war die sogenannte Resozialisierung der Schizophrenen. Die theoretische Grundvorstellung war, daß bei den Schizophrenen Irritationen in den Verbindungsbahnen zwischen der Stirnhirnrinde und dem Thalamus vorlägen, die durch Unterbrechung dieser Bahnen beseitigt werden könnten. Die betroffenen Patienten wurden durch diesen Eingriff ihres Antriebs und ihrer Spontaneität sowie ihrer kreativen Fähigkeiten beraubt. Sie waren insoweit in ihrer Passivität und Duldsamkeit erträglicher und auf den Stationen der Psychiatrischen Klini-

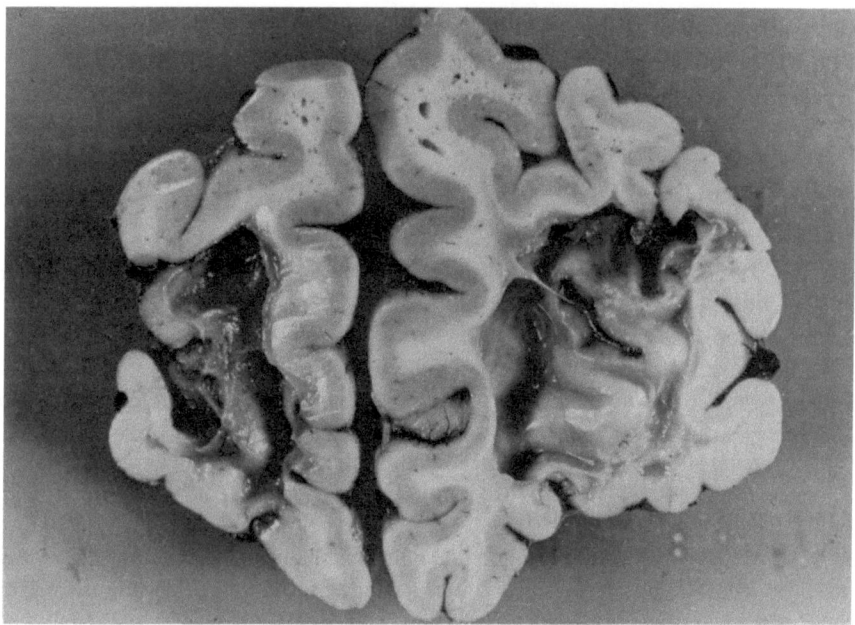

Abb. 17. Zustand nach Leukotomie mit weitgehender Zerstörung des Marklagers beider Stirnhirnlappen als Therapiemethode bei schweren Schizophrenien

ken einfacher zu führende Patienten geworden. Sie blieben aber menschliche Wracks.

Ich habe dieses abschreckende Beispiel an den Abschluß meines Vortrags gestellt, weil ich damit kritisch darauf hinweisen wollte, daß das Spektrum möglicher Nebenwirkungen therapeutischer Maßnahmen sehr breit sein kann und daß die Inkaufnahme solcher Nebenwirkungen nicht unabhängig von therapeutischen Modeströmungen und autoritativ gesetzten Maßstäben ist. Schließlich war der Initiator der Leukotomie, Moniz, Träger des Nobelpreises.

Wir blicken manchmal lächelnd auf die in der Psychiatrie üblichen Therapiemaßnahmen des vergangenen Jahrhunderts zurück, bei denen man glaubte, den Patienten z. B. durch Einwirkung von Zentrifugalkräften helfen zu können. Diese scheinbar inhumanen Methoden waren letztlich wohl humaner, weil freier von Nebenwirkungen als manche der von mir heute beispielhaft vorgestellten möglichen Nebenwirkungen der Therapie unserer Tage.

Als Quintessenz einer solchen Demonstration müßte die Mahnung stehen, sich auch bei anscheinend – manchmal auch nur scheinbar – naturwissenschaftlich gut begründeten therapeutischen Maßnahmen die Kritik zu bewahren und mögliche Nebenwirkungen vor allem in der Initialphase der Einführung neuer Therapien nicht zu gering zu schätzen. Zweifellos überwiegen gerade bei den moderneren therapeutischen Verfahren die Erfolge. Wo sie mit Leiden und Beschwerden des Patienten erkauft werden müssen, muß sich der Arzt aber besonders verpflichtet fühlen, auch diese Nebenwirkungen im Interesse seiner Patienten selbstkritisch wissenschaftlich zu untersuchen. Er sollte sich dabei der *Gefahr der Verabsolutierung wissenschaftlicher Teilerkenntnisse* bewußt sein.

Literatur

AHMAD S, LAIDLOW J, HOUGHTON J, RICHENS A (1975) Involuntary movements caused by phenytoin intoxication in epileptic patients. J Neurol Neurosurg Psychiat 38:225–231

AICKIN CC, DEISZ RA, LUX HD (1981) On the action of the anticonvulsant 5,5 diphenylhydantoin and the convulsant picrotoxin in crayfish stretch receptor. J. Physiol 315:157–173

AKAI K, ROIZIN L, LIU JC (1977) Ultrastructural findings of the central nervous system in lithium neurotoxicology. In: ROIZIN L, SHIRAKI H, GREVIC N (eds) Neurotoxicology, vol I. Raven Press, New York

ALDENHOFF JF, LUX HD (1984) Lithium und kalziumabhängige Zellfunktionen. Der Beitrag eines membranphysiologischen Untersuchungsansatzes zur Erklärung therapeutischer Lithiumwirkungen. Fortschr Neurol Psychiat 52:152–163

AMBROSETTO G, TASSINARI CA, BARUZZI A, LUGARESI P (1977) Phenytoin encephalopathy as probable idiosyncratic reaction: Case report. Epilepsia 18:405–408

ANDO S, MIZUSHIMA S (1980) Pathology of cerebellar degeneration probably due to chronic diphenyl-hydantoin intoxication. In: Sobue I (ed) Spinocerebellar degenerations. Univ Tokyo Press Tokyo, Univ Park Press Baltimore, pp 223–229

ANSTÄTT T, PEIFFER J (1983) Zur Frage der Purkinjezellschädigung durch Hydantointherapie. In: SEITZ D, VOGEL P (1983) Haemoblastosen Zentrale Motorik Iatrogene Schäden Myositiden, Bd 2:576–579, Springer Verlag, *Berlin,* Göttingen, Heidelberg

BALDESSARINI RJ, TARSY D (1979) Relationship of the actions of neuroleptic to the pathophysiology of tardive dyskinesia. In: SMYTHIES JR, BRADLEY RJ (eds) International Review of Neurobiology, vol 21, pp 1–37

BRÜCHER K (1983) Die Spätdyskinesien – eine Übersicht über Klinik, Pathogenese, Prophylaxe und Therapie eines späten neuroleptischen Seiteneffektes. Fortschr Neurol Psychiat 51:183–199

CHRISTENSEN E, MØLLER JE, FAURBY A (1979) Neuropathological investigation of 28 brains from patients with dyskinesia. Acta Psychiat Scand 46:14–23

CREESE I (1983) Classical and atypical antipsychotic drugs: new insights. TINS 6:479–481

CROW TJ (1982) Two syndromes in chizophrenia. TINS 5:351–354

DAM M (1982) Phenytoin toxicity. In: WOODBURG DM (ed) Antiepileptic drugs, 2nd ed. Raven Press, New York, pp 247–256

DAVIS KL, ROSENBERG GS (1979) Is there a limbic system equivalent of tardive dyskinesia. Biol Psychiat 14:699–703

DEISZ RA, LUX HD (1977) Diphenylhydantoin prolongs postsynaptic inhibition an iontophoretic GABA in the crayfish stretch receptor. Neurosci Lett 5:199–203

DENIKER P (1961) Monoamines, médicaments psychotropes et nosographie psychiatrique. Monoamines et système nerveuse central. Symposium Bel-Air, Genève. Masson, Paris, pp 215–232

DOERR W (1957) Gewebliche Veränderungen durch Arzneigebrauch. Die Therapiewoche 14:441–444

DOERR W, KÖHN, JANSEN, FREUDENBERG (1957) Gestaltwandel klassischer Krankheiten. Springer-Verlag, Berlin Göttingen Heidelberg

DRENCKHAHN D, LÜLLMANN-RAUCH R (1979) Drug-induced experimental lipidosis in the nervous system. Neuroscience 4:697–712

DREYER R (1959) Therapieschäden durch antiepileptische Mittel unter besonderer Berücksichtigung schwerer Nebenwirkungen an Hand der Literatur und eigener Fälle. Fortsch Neurol Psychiat 27:401–423

ELLMANN GL, GAN GL (1973) Lithium ion and water balance in rats. Toxicol App Pharmacol 25:617–620

FEUERSTEIN T, VON REUTERN GM, CRAMER H (1983) Phenytoinintoxikation bei Abbaustörung, Kasuistik eines Falles mit Kleinhirnatrophie. Nervenarzt 54:106–109

FORREST FM, FORREST IS, ROIZIN L (1963) Clinical, biochemical and post mortem studies on a patient treated with chlorpromazine. Rev Agressologie IV:259–265

FORREST JN, COHEN AD, TORRETTI J, HIMMELHOCH JM, EPSTEIN FH (1974) On the mechanism of lithium-induced diabetes insipidus in man and the rat. J Clin Invest 53:1115–1123

GERLACH J, REISBY N, RANDRUP A (1974) Dopaminergic hypersensitivity and cholinergic hypofunction in the pathophysiology of tardive dyskinesia. Psychopharmacologia 34:21

GROSS H, KALTENBAECK E (1968) Neuropathological findings in persistent hyperkinesia after neuroleptic long-term therapy. The Present Status of Psychotropic Drugs, Proc VIth Int Congr. Int Congr Ser No 180, Excerpta Medica, Amsterdam, pp 474–476

GRUENTHAL E, WALTHER-BUEHL (1960) Über Schädigung der Oliva inferior durch Chlorperphenazin (Trilafon). Psychiat Neurol (Basel) 140:248–257

HANKOFF LD, PERESS NS (1981) Neuropathology of brain stem in psychiatric patients. Biol Psych 16:945

HANNETT B, THOMAS DW, CHALMERS AH, ROFE AM, EDWARD JB, EDWARDS RG (1977) Formation of oxalate in pyridoxine or thiamine deficient rats during intravenous xylitol infusions. J Nutrition 107:458

HUNTER R, BLACKWOOD W, SMITH MC, CUMINGS JN (1968) Neuropathological findings in three cases of persistent dyskinesia following phenothiazine medication. J Neurol Sci 7:263–273

IIVANAINEN M, VIUKARI M, HELLE E P (1977) Cerebellar atrophy in phenytoin-treated mentally retarded epileptics. Epilepsia 3:357–386

IIVANAINEN M, SAVOLAINEN H (1983) Side effects of phenobarbital and phenytoin during long-term treatment of epilepsy. Acta Neurol Scand Suppl 97:49–67

JANKA Z, SZENTISTVANY I, KIRALY E, PARDUCZ A, JUHASZ A, JOO F (1981) Preferential vulnerability of dendrites to lithium ion in rat brain and in nerve cell culture. Acta Neuropath Suppl VII:44–47

JELLINGER K (1977) Neuropathologic findings after neuroleptic long-term therapy. In: ROIZIN L, SHIRAKI H, GRCEVIĆ N (eds) Neurotoxicology, vol I, pp 25–42

JENNER P, MARSDEN CD (1981) Multiple dopamine receptors in brain. In: ROSE FC (ed) Metabolic disorders of the nervous system. Pitman Press, London

JONES GL, WOODBURY DM (1976) Effects of diphenylhydantoin and phenobarbital on protein metabolism in the rat cerebral cortex. Biochem Pharmacol 25:53–61

KAIYA H (1980) Neuromelanin, neuroleptics and schizophrenia. Neuropsychobiol 6:241–248

KLAWANS HL, GOETZ CG, CARVEY P (1983) Animal model of tardive dyskinesias. Clin Neuropharmacol 6:129–135

KLEINSCHMIDT-DE MASTERS BK, NORENBERG MD (1982) Neuropathologic observations in electrolyte-induced myelinolysis in the rat. J Neuropath Exp Neurol 41:67–80

KLINGHARDT GW, FREDMAN P, SVENNERHOLM L (1981) Chloroquine intoxication induces ganglioside storage in nervous tissue: A chemical and histopathological study of brain, spinal cord, dorsal root ganglia, and retina in the miniature pig. J Neurochem 37:897–908

KOSTOWSKI W (1981) Brain noradrenaline, depression and antidepressant facts and hypothesis. TINS, Elsevier, pp 314–317

LEE T, SEEMAN P (1978) Binding of ^{3}H-neuroleptics and ^{3}H-apomorphine in schizophrenic brains. Nature 274:897–900

LEMAIRE JF, AUTRET A, BIZIERE K, ROMET.LEMONE JL, GRAY F (1982) Amiodaron neuropathy: Further arguments for human drug-induced neurolipidosis. Eur Neurol 21:65–68

LESNY I, VOJTA V (1955) Neurological (clinical and electroencephalographic) signs of intoxication with hydantoinates in children. Neurol Psychiat 18:120

LÜLLMANN H, LÜLLMANN-RAUCH R (1978) Perhexiline induce generalized lipidosis in rats. Klin Wschr 56:309–310

MAJEWSKI F, RAFF W, FISCHER P, HUENGES R, PETRUCH F (1980) Zur Teratogenität von Antikonvulsiva. DMW 20:719–723

MOORE MT, BROOK MH (1966) Cerebral segmental nodular phlebitis. J Neuropath Exp Neurol 25:269–282

MULLER P, SEEMAN P (1977) Brain neurotransmitter receptors after longterm haloperidol: Dopamine, acetylcholine, serotonin, – noradrenergic and naloxone receptors. Life Sci 21:1751–1758

NABER D (1983) Zur ätiologischen und therapeutischen Bedeutung von Endorphinen bei endogenen Psychosen. Nervenarzt 54:573–577

NEVILLE HE, MAUNDER-SEWRY CA, MCDOUGALL J, SEWELL JR, DUBOWITZ V (1979) Chloroquine-induced cytosomes with curvilinear profiles in muscle. Muscle & Nerve 2:376–381

NORENBERG M (1983) A hypothesis of osmotic endothelial injury. Arch Neurol 40:66–69

OBERWITTLER W (1975) Bevölkerungsstatistische und klinisch epidemiologische Anmerkungen zur Geriatrie. In: DOHM G (ed) Verhandlungen der Deutschen Gesellschaft für Pathologie, 59. Tagung, 20.–24. Mai 1975. Fischer-Verlag, Stuttgart, S 252

PEIFFER J (1963) Morphologische Aspekte der Epilepsien. Springer-Verlag, Berlin Göttingen Heidelberg

PEIFFER J (1981) Clinical and neuropathological aspects of long-term damage to the central nervous system after lithium medication. Arch Psychiat Nervenkr 231:41–60

PEIFFER J, SCHLOTE W, OSTENDORF P (1983) Multifokale Leukenzephalopathie und Toxoplasmose-Enzephalitis bei behandeltem Non-Hodgkin-Lymphom. In: Verhandlungen der Deutschen Gesellschaft für Neurologie, Bd 2. Hämoblastosen Zentrale Motorik Iatrogene Schäden Myositiden, S 367–370. Springer Verlag, Berlin Göttingen Heidelberg

PEIFFER J, DANNER E, SCHMIDT PF (1984) Oxalate-induced encephalitic reactions to polyol-containing infusions during intensive care. Clin Neuropath 3:76–87

RIEDERER P, JELLINGER K (1982) Biochemie und morphologische Aspekte der Schizophrenie. Schwerpunktmed 5/4:32–40

RIFKIN A, QUITKIN F, KLEIN DF (1973) Organic brain syndrome during lithium carbonate treatment. Compr Psychiatry 14:251–254

ROFE AM, JAMES HM, EDWARD JB, CONYERS RAJ (1980) The production of ^{14}C oxalate during the metabolism of ^{14}C carbohydrates in isolated rat hepatocytes. AJEBAK 58:103–116

ROIZIN L, TRUE C, KNIGHT M (1959) Structural effects of tranquilizers. The effect of pharmacologic agents. Proc Assoc Res Nerv Ment Dis 37:285–324

ROIZIN L, KAUFMAN M, CASSELMAN B (1961) Structural changes induced by neurolepticy. Rev Can Biol 20:221–229

SCHÖLL A, BERGER H (1971) Zur Frage der primären und sekundären Oxalosen. Med Welt 22:849–855

SEEMAN P, TITELER M, LIST S (1982) Dopamine receptors in brain and pituitary. In: COLLU R et al (eds) Brain peptides and hormones. Raven Press, New York, p 31

SIGGINS GR, SCHULTZ JE (1979) Chronic treatment with lithium or desipramine alters discharge frequency and norepinephrine responsiveness of cerebellar Purkinje cells. Proc Natl Acad Sci USA 76:5987–5991

SNIDER SR (1982) Cerebellar pathology in schizophrenia cause or consequence. Neurosci Biobehavioral Rev 6:47–53

STATON RD, BRUMBACK RA (1980) Neuroleptic-induced reinnervation sprouting in the central nervous system (A model for the development of tardive dyskinesia and supersensitivity psychosis). J Clin Psych 41:427–428

STEVENS JR (1982) Neuropathology of schizophrenia. Arch Gen Psych 39:1131–1139

STEVENS JR (1982) The neuropathology of schizophrenia. Psych Medicine 12:695–700

TARSY D (1983) History and definition of tardive dyskinesia. Clin Neuropharmacol 6:91–99

THOMAS DW, EDWARD JB, EDWARD RG, PATH MC (1970) Examination of xylitol. N Eng J Med 283:347

VALLARTA JM, BELL DB, REICHERT A, WASH B (1974) Progressive encephalopathy due to chronic hydantoin intoxication. Am J Dis Child 128:27–34

VOLK B, KIRCHGÄSSNER N, WIESTLER OD (1984) Phenytoin-induzierte nucleo-distale Axonopathie im Kleinhirn von Ratte und Maus. Vortrag 29. Jahrestagung Deut Ges Neuropath Neuroanat 20.–23. 06. Bremen

VREDEVELD CJM, MORRÉ HHE (1983) Lithiumneurotoxizität im höheren Lebensalter. Nervenarzt 54:377–380

WHETSELL WO jr, MIRE IC (1970) Cytoplasmic vacuole formation in cultured neurons treated with lithium ions. Brain Res 19:155–159

WRIGHT JR, YATES AJ, SHARMA HM, THIBERT P (1983) Central pontine myelinolysis following saline treatment of diabetic rat for dehydration. J Comp Path 93:509–514

Sitzungsberichte der Heidelberger Akademie der Wissenschaften
Mathematisch-naturwissenschaftliche Klasse

Die Jahrgänge bis 1921 einschließlich erschienen im Verlag von Carl Winter, Universitätsbuchhandlung in Heidelberg, die Jahrgänge 1922–1933 im Verlag Walter de Gruyter & Co. in Berlin, die Jahrgänge 1934–1944 bei der Weißschen Universitätsbuchhandlung in Heidelberg. 1945, 1946 und 1947 sind keine Sitzungsberichte erschienen.
Ab Jahrgang 1948 erscheinen die „Sitzungsberichte" im Springer-Verlag.

Inhalt des Jahrgangs 1979/80:
1. H. P. Schmitt. Akute und intervalläre Strahlenschäden des Zentralnervensystems. DM 84,–.
2. W. v. Engelhardt. Phaetons Sturz – ein Naturereignis? DM 26,–.
3. R. Haas. Influenza – Bagatelle oder tödliche Bedrohung? DM 19,80.
4. T. Kirsten (Hrsg.). Geophysik in Heidelberg. DM 52,–.
5. M. Becke-Goehring. Anorganische Chemie zwischen gestern und morgen. DM 24,–.

Inhalt des Jahrgangs 1980:
1. F. Duspiva. Das Problem der Determination und Differenzierung in der Biologie. DM 20,–.
2. E. Hinz. *Schistosoma intercalatum*-Infektionen in Afrika. Saisonkrankheiten in Nigeria. DM 42,–.
3. J. C. Vogel. Fractionation of the Carbon Isotopes During Photosynthesis. DM 18,80.
4. W. Doerr, W.-W. Höpker, W. Hofmann, K. Kayser, C. Tschahargane. Onkologisches Panorama. Krebsregister, Früherkennung, Phylogenie. DM 18,20.

Inhalt des Jahrgangs 1981:
1. F. Kirchheimer. Die Medaillen der Kurpfälzischen Akademie der Wissenschaften. DM 23,–.
2. S. Berking. Zur Rolle von Modellen in der Entwicklungsbiologie. DM 24,50.
3. Th. Wieland. Moderne Naturstoffchemie am Beispiel des Pilzgiftstoffes Phalloidin. DM 19,–.
4. S. Sambursky. Religion und Naturwissenschaft im spätantiken Denken. DM 10,50.

W. Doerr, W. Hofmann, A.J. Linzbach, K. Rother, F. Seitelberger. Neue Beiträge zur Theoretischen Pathologie. Herausgegeben von H. Schipperges. Supplement. DM 62,–.

Th. Henkelmann. Zur Geschichte des pathophysiologischen Denkens. John Brown (1735–1788) und sein System der Medizin. Supplement. DM 54,–.

Inhalt des Jahrgangs 1982:
1. E. G. Jung. Licht und Hautkrebse. Modelle und Risikoerfassung. DM 26,–.
2. H. H. Schaefer. Georg Cantor und das Unendliche in der Mathematik. DM 17,50.
3. G. Greiner. Spektrum und Asymptotik stark stetiger Halbgruppen positiver Operatoren. DM 18,50.
4. W. Doerr. Cancer à deux. DM 13,80.
5. W. Jaeger. Untersuchungen zu Farbkonstanz und Farbgedächtnis. DM 12,80.
6. H. Habs. Die sogenannte Pest des Thukydides. Versuch einer epidemiologischen Analyse. DM 24,80.

B. M. Thimm. Brucellosis. Distribution in Man, Domestic and Wild Animals. Supplement. DM 45,–.

G. Breitfellner. Der Sekundenherztod. Ein morphologisches, funktionelles und sektions-statistisches Profil. Supplement. DM 128,–.

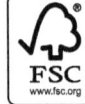

MIX
Papier aus verantwortungsvollen Quellen
Paper from responsible sources
FSC® C105338

If you have any concerns about our products,
you can contact us on
ProductSafety@springernature.com

In case Publisher is established outside the EU,
the EU authorized representative is:
**Springer Nature Customer Service Center GmbH
Europaplatz 3, 69115 Heidelberg, Germany**

Printed by Libri Plureos GmbH
in Hamburg, Germany